U0137463

防病有道

——治未病适宜技术临床应用

倪京丽　黄日龙　周大勇　主编

全国百佳图书出版单位

中国中医药出版社

·北京·

图书在版编目（CIP）数据

防病有道：治未病适宜技术临床应用 / 倪京丽，黄日龙，
周大勇主编 .—北京：中国中医药出版社，2023.12
ISBN 978-7-5132-8365-6

Ⅰ . ①防… Ⅱ . ①倪… ②黄… ③周…
Ⅲ . ①中医学—预防医学 Ⅳ . ① R211

中国国家版本馆 CIP 数据核字（2023）第 173516 号

中国中医药出版社出版

北京经济技术开发区科创十三街 31 号院二区 8 号楼
邮政编码 100176
传真 010-64405721
万卷书坊印刷（天津）有限公司印刷
各地新华书店经销

开本 710×1000 1/16 印张 11.5 彩插 0.5 字数 216 千字
2023 年 12 月第 1 版 2023 年 12 月第 1 次印刷
书号 ISBN 978-7-5132-8365-6

定价 46.50 元
网址 www.cptcm.com

服 务 热 线 010-64405510
购 书 热 线 010-89535836
维 权 打 假 010-64405753

微信服务号 zgzyycbs
微商城网址 https://kdt.im/LIdUGr
官 方 微 博 http://e.weibo.com/cptcm
天猫旗舰店网址 https://zgzyycbs.tmall.com

如有印装质量问题请与本社出版部联系（010-64405510）

防病有道——治未病适宜技术临床应用

编写委员会

主　编　倪京丽　黄日龙　周大勇

副主编　杨　威　徐文华　方红城
　　　　吴　贞　苏　庆

编　委　张方琴　黄砚萍　吴　丹　陈　辉
　　　　周　芳　朱为康　张媛媛　王丽祯
　　　　石镇东　高金祥　付磊强　乔晓青
　　　　冯秀贤　张　晨　杜嫦燕　黄艳娟
　　　　魏易洪　郑似楠　甘盼盼　彭华容
　　　　岳　琪　张　玮　胡依文　金超超

主编简介

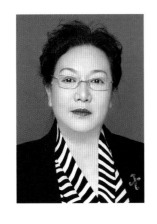

倪京丽

　　主任中医师，浙江中医药大学硕士研究生导师，第七批全国老中医药专家学术经验继承工作指导老师。浙江省名中医，丽水市绿谷特级名中医、市名中医。省中医药"十三五"重点专科、治未病学科带头人。中华中医药学会治未病分会、亚健康分会、药膳分会、名医学术研究分会常务委员，膏方分会常务委员。浙江省中医药学会营养与食疗分会、名老中医经验与学术流派传承分会副主任委员，肝病分会常务委员，体质分会委员。

　　主持、参与省市级课题13项，主持省级继续教育项目1项、市级6项，承办国家级继续教育项目1项、省级2项，获得专利3项、新药证书1项。出版专著5部，发表论文30余篇。获市自然科学优秀论文奖2项。目前已成立浙江省"倪京丽名老中医专家传承工作室"及市级省名中医工作室，构建省、市级传承工作平台，传承推广学术思想。出师师承学员4名，每年带教实习、进修医师20余名。获浙江省"浙派中医膏方之星"、省中医住院医师规范化培训优秀带教老师、省科协"千名专家进外企"专项行动科技服务团专家、省九三学社优秀基层干部、省人民检察院人民监督员、省优秀人民监督员等称号；为享受政府岗位津贴高层次人才、市坚守抗疫一线杰出医师。获得丽水市第三届自然科学优秀论文奖二等奖、市第十五届自然科学优秀论文奖二等奖、三等奖，市第十届"智汇丽水"人才科技峰会省级以上人才计划入选者表彰，为丽水市百名优秀医卫、市首届中国医师节"爱心奖"获得者、丽水九三榜样、市人民检察院人民监督员，连任丽水市第二、三届人大代表，"中国公民中医养生保健素养"科普讲师。

从事中医临床工作42周年。擅长中医内科，兼通中医妇、儿各科，尤以肝胆病、脾胃病、代谢性疾病、内分泌疾病、疲劳综合征、顽固性睡眠障碍、中风后遗症、恶性肿瘤及放化疗术后调治见长。对亚健康人群开展冬令膏方调治，创丽水市先河。善于运用中医治未病理念辨病辨证结合现代诊疗手段治疗内科疑难杂症，以三因制宜和五运六气理论指导亚健康体质人群的膏方调治、药膳食疗等中医调养。在疫疠传染病的中医药防治、畲医药开发应用方面积累了丰富的经验。

黄日龙

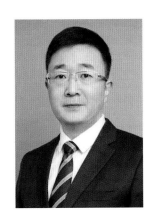

针灸学博士，副主任医师，硕士研究生导师，安徽省中医院治未病中心、健康管理中心业务主任。

中国针灸学会会员；安徽省医师协会针灸专业委员会副会长；安徽省中医药学会治未病专业委员会常务委员兼秘书长；安徽省中医药养生学会常务理事；安徽省健康管理学会常务理事；安徽省中医治未病质控中心常务副主任；安徽省健康体检质控专家组成员。

曾留学日本大阪大学攻读神经内科临床博士学位。曾赴欧洲多国讲学，主讲中医针灸。曾多次赴韩国访学及科研合作。主持、参加国家级、省级课题13项，发表论文10余篇，参编专著3部，获得省科技进步三等奖1项，发明专利8项。

擅长应用针灸、中药调理亚健康状态，进行体质辨识及体质调理，治疗失眠、过敏性鼻炎、面瘫、颈肩腰腿痛、产后身痛及中风病等常见神经系统疾病。

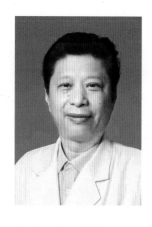

周大勇

医学硕士，硕士研究生导师，二级主任医师。现任安徽中医药大学第一附属医院、第三附属医院重症医学科主任、膏方专家组首席专家、救治新冠肺炎专家组专家。世界中医药学会联合会治未病分会常务理事，中华中医药学会治未病分会、亚健康分会常务委员；安徽省健康发展促进会中医典籍研究分会会长，安徽省中西医结合学会急救医学专业委员会主任委员；合肥市中医保健研究会会长；安徽省卫生健康委首批健康素养巡讲专家。

从事中医内科学、急危重症医学的临床、科研、教学工作三十七年。擅长中西医结合救治各种危重症，诊治内科疑难杂症，防控慢性非传染性疾病（如慢性咳嗽、慢性阻塞性肺疾病、哮喘、支气管扩张、高血压、冠心病、高脂血症、糖尿病、脑卒中、恶性肿瘤、慢性肾炎、慢性肾功能不全、慢性结肠炎等）；在运用中医"治未病"理论调理亚健康、冬病夏治、四季膏方调补、养生药膳等领域有丰富的临床经验。2020 年初担任安徽省亳州市新冠肺炎定点医院救治专家组组长，独创中西医结合"集束化"治疗方案，自拟"清肺排毒 1号、2 号、3 号方"，"康复 1 号、2 号方"，救治 108 例新冠肺炎确诊患者，做到了病情零转重、核酸零转阳、患者零死亡，平均住院日和住院费用显著低于全国平均水平，受到了上级部门表扬，荣获"全省卫生健康系统新冠肺炎疫情防控工作先进个人""安徽省医师协会抗击新冠肺炎疫情先进个人""安徽省中医药学会抗击新冠肺炎疫情工作先进个人"等称号。主持中国科学院、国家中医药管理局及安徽省科技厅、教育厅、中医药管理局临床研究课题多项，发表学术论文 60 余篇，出版专著 8 部，获专利 1 项。

内容提要

　　本书为中医治未病适宜技术的临床应用手册，从中医适宜技术的基本理论与特点讲起，再到介绍具体的各项技术手段，如常见的针灸、推拿、膏方、中药熏洗等，最后又从临床应用实际出发，分未病、已病、病后三个方面介绍各项技术的具体组合应用，所涉病种（如感冒、发热、冠心病、中风等）均属临床基层常见病，医理与应用的阐述亦颇为浅显易懂。本书文字简洁清晰，内容系统完备，既可作为基层医务专业人员操作的参考手册，亦可供普通大众阅读学习，简单操作和使用。

前　言

　　"圣人不治已病治未病，不治已乱治未乱，此之谓也。夫病已成而后药之，乱已成而后治之，譬犹渴而穿井，斗而铸锥，不亦晚乎！"治未病是传统中医学的思想观点，是中医养生和治疗的重要组成部分。随着中医学的发展和医学模式的转变，以及群众对身心健康越来越高的要求，治未病的观念受到了高度的重视。目前临床中多将治未病思想和现代预防医学关联起来。对健康的人来说，运用治未病理论可增强体质，预防疾病的发生；而对于患者，运用治未病理论可防止疾病的发展与传变。部分学者将治未病的观念与养生相关联。养生的意义在于通过各类方法来调摄保生，增强自身体质，提高正气，使自身机体处于阴阳平衡的状态，从而延缓衰老的过程。然而治未病思想并不仅限于此，其基本含义包含了未病先防、既病防变、瘥后防复三个方面，注重扶正、避其邪气及辨证施治。在人未病之前积极预防，采取多方面措施避免疾病的发生；在疾病发生后，早诊断、早治疗，防止其发展、传变；在疾病初愈或恢复期，还要注意调摄，防止疾病复发，修复机体损伤，并积极预防可能产生的后遗症。

　　在传统中医学中，从来不把身体的健康状态与疾病状态断然分开，因此"治未病"与"治已病"是相互包含、相互融合的，这源于中医学善于动态地观察问题，没有绝对的健康，也没有绝对的疾病，这两种状态是随时可能发生转变的。中医的养生、预防、诊断、治疗、康复、调养是一个整体，在中医的认识论中，要求善于从"常"中发现"变"，从动态中掌握趋势，高明的中医即便是"治已病"，也能处处体现出"治未病的"思想，消融了病与不病之间的隔阂。因此，无论对未病者，还是对将病和已病者，治未病临床技术均适用。

　　治未病不仅是人们对健康的更高要求，还体现着医疗的理想境界，也是衡量医者水平的重要标志。深度挖掘中医治未病理论、发展治未病适宜技术，以及全面推广其临床应用，对于构建中医特色预防保健理论体系、满足人们对自身健康日益增长的需求，具有重要意义。

本书即从这一现实需要出发，立足中医适宜技术的实际应用，从理论、方法与运用这几方面较为系统地介绍中医适宜技术，因之不同于临床专科技能的特点，本书内容既可供基层专业医务人员阅读学习，亦可作为普通大众读者防病、康复的参考使用手册。希望本书的出版，对于促进中医适宜技术的推广和应用起到一定作用，对于促进国民健康起到应有的推动作用。

编　者

2023 年 3 月

目　录

第一章　治未病理论与技术简述

第二章　治未病适宜技术

第三章　临床应用

第一章 —— 治未病理论与技术简述

第一节 治未病理论的形成与发展

一、治未病理论的产生

（一）思想萌芽时期

治未病思想与中医学的阴阳、五行、精气学说一样，都源于古代哲学思想，其萌芽最早可追溯至殷商时代，《商书·说命》曰："唯事事，乃其有备，有备无患。"说明当时人们已认识到预防的重要性。春秋战国时期，"有备无患"的预防思想进一步发展，《左传·鲁襄公一一年》曰："书曰：'居安思危'。思则有备，有备无患。"《管子·牧民》曰："唯有道者能备忠于未形也，故祸不萌。"这种避祸防患的观念影响到医学界，医家们开始意识到疾病应早发现、早治疗。《史记·扁鹊仓公列传》载扁鹊对齐桓侯望色诊病，"君有疾在腠理，不治将深""君有疾在血脉，不治将深""君有疾在肠胃间，不治将深"等。《国语·楚语下》亦云："夫谁无疾眚，能者早除之……为之关籥藩篱而远备闲之，犹恐其至也，是之为日惕。若召而近之，死无日矣。"这些记载都强调了古代医家对于疾病早期治疗与预防传变的重视。这些朴素而原始的防患于未然的思想，虽然还远未形成系统的医学理论，然而却为治未病思想的产生埋下了种子。

在我国先秦文化之中，便已蕴含治未病思想。《周易》所涵载的深邃哲理与独特的思维方式，"水在火上，既济，君子以思患而豫防之"是治未病的思想萌芽。"先秦诸子，百家争鸣"所蕴藏的丰富思想内涵，也是治未病理论产生的思想根源。《周易》为群经之首，中国传统文化之源，《周易·系辞》中云"君子安而不忘危，存而不忘亡，治而不忘乱，是以身安而国家可保也"，这种居安思危、未变先防的思想，正是中医学治未病理论的思想渊源。以孔、孟为代表的儒家文化，对于养生防病，也内涵丰富，认识深刻，涉及饮食卫生、身体护养及调养精神等多个方面。如《孔子家语·五仪解第七》曰："夫寝处不时，饮食不节，逸劳过度者，疾共杀之。"指出人们合理地安排生活，注意起居有时、劳逸适度、饮食有节，便不会遭受疾病的侵害，而健康长寿。道家思想中，"清静无为""返璞归真""顺应自然""贵柔""动形达郁"的主张对于中医治未病理论的形成亦起到了积极的促进作用。因为"祸莫大于不知足，咎莫大于欲得"，故宜"致虚极，守笃静，万物并作，吾以观其复。夫物芸芸，各复其根，归根曰静"（《道德经·四十六章》）。管子提出了起居有时、节制饮食和适应四时是预防疾病的重要原则，如《管子·形势》篇云："起居时，饮食节，寒暑适，则身利而寿命益；起居不时，饮食不节，寒暑不适，则形累而寿命损。"可见，先秦诸子有关治未病理论的观点散见于诸子各种古籍文献中，虽然尚未形成系统的理论认识，但它所蕴含的未雨绸缪的预防医学思想，影响着人们的日常生活方式，以及防病治病方式，对中医学治未病理论的形成产生了重要影响，成为中医学治未病理论的思想根源。

（二）基本形成

"治未病"一词首见于《黄帝内经》（简称《内经》），是其载述的重要的防治思想。《素问·四气调神大论》曰："是故圣人不治已病治未病，不治已乱治未乱，此之谓也。夫病已成而后药之，乱已成而后治之，譬犹渴而穿井，斗而铸锥，不亦晚乎！"从正反两方面强调了治未病的重要性，告诫医生和患者，不仅要有效治疗疾病，更应重视防患于未然，即"未病先防"。《内经》还强调治病过程中要注意防微杜渐，如《素问·阴阳应象大论》曰："故善治者治皮毛，其次治肌肤，其次治经脉，其次治六腑，其次治五脏。治五脏者，半死半生也。"又如《灵枢·玉版》还以战争和痈疽的发生为例，解释为何要治未病："故两军相当，旗帜相望，白刃陈于中野者，此非一日之谋也；能使其民，令行禁止，士卒无白刃之难者，非一日之教也，须臾之得也。夫至使身被痈疽之病，脓血之聚者，不亦离道远乎？夫痈疽之生，脓血之成也，不从天下，不从地出，积微之所生也，故圣人自治于未有形也，愚者遭其已成也。"战争的形成、兵民的教化及痈疽的产生、脓血的积聚，都有一个积微至著的量变过程，循道的圣人在痈疽尚未形成之时就加以治疗，而离道的愚者则遭其已成之害。所以《素问·八正神明论》说："上工治其萌芽……下工救其已成，救其已败。"即"既病防变"。未病先防和既病防变，体现了中医防重于治的观点，亦是防治疾病所必须遵循的基本原则。这一治疗原则，生动体现了先秦汉初朴素辩证法的精华，是古代辩证法在医学领域里成功的运用。《内经》中出现治未病一词的，还有两篇。一是《素问·刺热》所述："病虽未发，见赤色者刺之，名曰治未病。"此处所谓"未发"，实际上是已经有先兆小疾存在，即疾病早期症状较少且又较轻的阶段，类似于唐代孙思邈所说的"欲病"，在这种情况下，及时发现、早期诊治无疑起着关键性作用。二是《灵枢·逆顺》曰："上工刺其未生者也；其次，刺其未盛者也……故曰：上工治未病，不治已病，此之谓也。"两篇均强调在疾病发作之先，把握时机，予以治疗，从而达到"治未病"的目的。《内经》中除上述原文明确提出"治未病"的概念外，还有一些隐含治未病思想的篇章，如《灵枢·贼风》提出的"故邪"概念，《素问·刺法论》所云"以法刺之，预可平疴"。《内经》的小金丹方"服十粒，无疫干也"，开创了药物预防之先例。《素问·刺法》云："是故刺法有全神养真之旨也，法有修真之道，治疾也。"明确指出了针刺有保全精神、调养真气、维护机体自然状态的养生作用，而不是单一为治疗疾病而设置的。又如《素问·皮部论》曰："是故百病之始生也，必先于皮毛，邪中之则腠理开，开则入客于络脉；留而不去，传入于经；留而不去，传入于腑，禀于肠胃……邪客于皮，则腠理开，开则邪入客于络脉；络脉满则注于经脉；经脉满则入舍于腑脏也。"《灵枢·百病始生》云："是故虚邪之中人也，始于皮肤……留而不去，则传舍于络脉……留而不去，传舍于经……留而不去，传舍于俞……留而不去，传舍于伏冲之脉搏……留而不去，传舍于肠胃……留而不去，传舍于肠胃之外、募原之间，留著于脉，稽留而不去，息而成积。"指出外邪侵犯的规律是由表入里、由浅入深，故可推知在邪气侵犯的不同阶段，有已受邪而发病者，也有未受邪但将受邪者，由此提出了早期治疗的重要法则，正如《素问·阴阳应象大论》所云："故善治者治皮毛，其次治肌肤，其次治筋脉，其次治六腑，其次治五脏。"

综上所论，《内经》所论"未病"有三层含义：其一为未患病的健康状态；其二为邪伏而未发病的状态；其三为疾病进程中邪气将要累及的状态。可见，《内经》的治未病方法是从实际出发，故比较全面而周到。这种经典的治未病思想，无疑对后世治未理论的研究和发展产生了深远的影响。

（三）发展与成熟

1. 发展　汉代张仲景对于治未病理论有深入的研究，独到的见解，特别是实现了对"既病防变"思想的具体应用，创造性地提出了既病防变的措施。如六经病证的"传变""合病""并病"规律反映了伤寒疾病传变规律，掌握之有助于防患于未然。张仲景发展了《黄帝内经》《难经》中治未病的思想。在《金匮要略·脏腑经络先后病脉证》中列"上工治未病"于首条，告诫人们平时就应注意"房室勿令竭乏，服食节其冷热苦酸辛甘"。只有"五脏元真通畅，人即安和""若人能养慎，不令邪风干忤经络""不遗形体有衰，病则无由入其腠理"，均说明如果能内养正气，外慎风邪，疾病是可以预防的。并重视"治病萌芽"，提出"适中经络，未流传脏腑，即医治之"的有病早治的思想，具体采取的防治措施，如"四肢才觉重滞，即导引、吐纳、针灸、膏摩，勿令九窍闭塞"。张氏最突出的是实现了对"既病防变"思想的具体应用，在《金匮要略·脏腑经络先后病脉证》中遵《难经》之意，曰"夫治未病者，见肝之病，知肝传脾，当先实脾"，并创"四季脾旺不受邪，即勿补之"，所以"防变"还当根据临床具体情况具体对待，成为既病防变灵活运用的经典论述。书中处处蕴含着既病防变的思想，如《金匮要略·痉湿暍病脉证并治》曰："太阳病，无汗而小便反少，气上动胸，口噤不得语，欲作刚痉，葛根汤主之。"太阳病虽在表，有里传之势，为发痉先兆，若不加治疗，将发展成角弓反张、卧不着席的痉病，故选用葛根汤以生津养筋；《伤寒论》第 8 条云："太阳病，头痛至七日以上自愈者，以行其经尽故也。若欲作再经者，针足阳明，使经不传则愈。"即是根据六经传变规律，预先针刺阳明经穴位以防太阳病邪气内传；又如《伤寒论》第 65 条，由于"发汗后，其人心下悸者""欲作奔豚"，予以茯苓桂枝甘草大枣汤，使奔豚将发而未发；以及治阳明腑实证所创三承气汤急下存阴法，皆是为治未病的典范。张氏的治未病思想还应包括"病后防复"，即病后通过采取各种措施，防止疾病的复发。如《金匮要略·脏腑经络先后病脉证》中谓："五脏病各有所得者愈，五脏病各有所恶，各随其所不喜者为病。"强调适其所喜，避其所恶，选用适当的治疗药物和护理方法。并在《伤寒论》中于六经病篇之后，设有《辨阴阳易差后劳复病脉证并治》，指出伤寒新愈，若起居作劳，或饮食不节，就会发生劳复、食复之变，从而示人疾病初愈，应慎起居、节饮食、勿作劳，做好疾病后期的善后治疗与调理，方能巩固疗效，防止疾病复作，以收全功。

华佗，强调运动健身之法，也是治未病的重要内容之一。他曾对弟子吴普说："人体欲得劳动，但不当使极尔。动摇则谷气得消，血脉流通，病不得生，譬犹户枢不朽是也。"认为运动有强健脾胃的功能，可促进饮食的消化输布，使气血生化充足，气血流通而健康长寿。《后汉书·方术传》载其创"五禽戏"，"一曰虎，二曰鹿，三曰熊，四曰猿，五曰鸟，亦以除疾，并利蹄足，以当导引"。同时，还提到"从天地阴阳""调神气""慎酒色""节起居""省思虑""荣滋味"等，都是未病先防、养生保健的重要原则。

晋代，中医治未病思想也有广泛运用。范汪所著的《范东阳杂病方》中即有灸法防霍乱可使人"终无死忧"的记载，并把这种防病的灸法称为"逆灸"。葛洪《肘后方》还述及了艾叶重灸住室可防止传染性疾病蔓延。隋代巢元方著《诸病源候论》记载了寒冷地区用灸法预防小儿惊风的民间习俗。同时，巢氏还反对不分寒热。一律给新生儿逆灸的做法，体现了灸法保健也要辨证施灸的思想。

2. 成熟 唐代，治未病理论已达到了比较成熟的阶段。最具代表性者当属孙思邈。孙氏在《千金要方》中言："上医医未病之病，中医医欲病之病，下医医已病之病。若不加心用意，于事混淆，即病者难以救矣。"将疾病比较科学地分为"未病""欲病""已病"三个层次，反复告诫人们要"消未起之患，治未病之疾，医之于无事之前"，并将治未病作为评判好医生的标准。因此，孙氏倡导积极养生，认为治未病主要从养生防病和既病早治着眼，在《千金要方》中载有一整套养生延年的方法和措施，很有实用价值。如提出用针刺预防中风，"唯风宜防，针耳前动脉及风府甚良"；并创"苏酒方"以"辟疫气"，"一人饮之，一家无疫；一家饮之，一里无疫"；在既病防变方面提出对消渴病的防变措施，"消渴之人，愈与外愈，常须虑有大痈，何者？消渴之人必于大骨节间发痈而卒，所以戒之在大痈也，当预备痈药以预防之"。

在宋代，治未病的预防思想一脉相承，受到了医家的重视。如南宋王执中在《针灸资生经》中提及刺泻风门，可令背不痛疽。又明言脐灸有壮元气之功效，能强壮身体、延年益寿。窦材在《扁鹊心书·住世之法》中则将灸法列在各种养生保健法的首位，指出熏灸关元于无病时可预防保健，在既病后可防病传变。张杲《医说》中认为"若要安，三里莫要干"的原因，是"三里者，五脏六腑之沟渠也，常欲宣即无风疾"，因此，灸足三里可预防中风。

元、明时期的医家亦主张"摄养于无疾之先"，多推崇艾灸治未病，提出了几种特殊的保健灸法，亦是对《内经》治未病理论的延伸。如《丹溪心法》云："与其救疗于有疾之后，不若摄养于无疾之先。盖疾成而后药者，徒劳而已。是已病而后治，所以为医家之法；未病而先治，所以明养之理。夫如是则思患而预防之者，何患之有哉？"元代邹弦所续宋代陈直的《寿亲养老新书》中提及：按擦涌泉穴可"终不染瘴，面色红腻，腰足轻快"。明代，对艾灸神阙防病保健、延年益寿的运用十分广泛，在《医学入门》《类经图翼》《医学汇言》中分别对灸此穴的时间、灸量及有关验案有具体描述。清代张璐《张氏医通》提出"夏月三伏，用药贴敷肺俞、膏肓俞、百劳等穴，可预防哮喘冬季病"，更是发展了"冬病夏治"的防病复发思想。

清代，治未病思想更趋完善。喻嘉言深谙治未病要义，所著《医门法律》以"未病先防，已病早治"之精神贯穿始终。清代名医叶天士对于既病防变研究较之前人更深入，他在《温热论》中指出，对于温热病，控制其发展变化的积极措施乃"务在先安未受邪之地"，并应根据患者体质采取不同的原则及方药，以防传变。这种辨体质、防传变的用药方法，对后世具有重要意义。其后的吴鞠通在《温病条辨》中不厌其烦地提出"保津液"和"防伤阴"，与叶氏

"务在先安未受邪之地"之意吻合，充实了治未病思想的内涵。

总之，通过对中医治未病思想的起源、产生、发展和成熟过程的认识和分析可以看出，在中医学发展史上，历代医家均十分重视"未病先防、既病防变"预防医学思想，强调防患于未然，其理论是成熟的，其运用是广泛的。

二、治未病理论在当代的发展

（一）深化发展

新中国成立后，"预防为主"一直是我国卫生工作的基本方针。1950 年 8 月，在第一届全国卫生工作会议上，毛泽东主席为会议题词"面向工农兵，预防为主，团结中西医"，成为我国最早的卫生工作方针，"治未病"的概念不断深入人心。随着国家疾病防控与卫生监督体系逐步完善，科技水平提高，部分严重危害人民健康的疾病已得到控制或基本消灭，人们的工作和生活环境得到明显的改观。麻疹、白喉、百日咳、乙型脑炎、流行性脑脊髓膜炎等传染病发病率大幅度下降，结核病、乙肝、艾滋病等的防治也取得明显进展；一些慢性非传染性疾病的防治得到重视和加强，如高血压、糖尿病、冠心病、精神病等，开展了社区综合防治干预，取得了一定的效果；地方病的防治，如克山病、大骨节病、碘缺乏病等，也取得了举世瞩目的成绩。

进入 21 世纪以来，随着医学模式的转变，以及医学发展趋势"由以治病为目标，对高科技的无限追求"，转向"预防疾病与损伤，维持和提高健康"，给治未病的发展带来了前所未有的机遇。2006 年 3 月，国家 16 部委联合发布了《国家中长期科学和技术发展规划纲要（2006—2020 年）》，将"人口和健康"作为重点领域之一，明确提出疾病防治重心前移，坚持预防为主、促进健康和防治疾病相结合的方针，研究预防和早期诊断关键技术，显著提高重大疾病诊断和防治能力。2007 年 1 月，时任国务院副总理吴仪在全国中医药工作会议上的讲话中提出："我特别提请大家思考和研究一个问题。中医学有一个理念'上工治未病'，我理解就是重视预防和保健的医学，也就是防患于未然。如果预防工作做得好，身体强壮，抵抗力增强了，不生病或少生病不是更好吗？"吴仪副总理一语道出了中医学思想的精髓，符合"预防为主"的卫生方针，治未病的理念和实践被提升到了前所未有的高度，开启了中医治未病的新纪元。2008 年 8 月，国家中医药管理局出台了《"治未病"健康工程实施方案（2008—2010 年）》，紧接着，遴选确定了两批、共 46 家"治未病"预防保健服务试点单位，涉及 17 个省（区、市）和局直属直管医院。同时确定了上海、广东为实施"治未病"健康工程试点省市，开展区域性试点工作。研究制定了"治未病"科研规划，组织实施了一批科技项目并及时转化推广成果。2009 年 1 月，在第二届"治未病"高峰论坛上，卫生部副部长兼国家中医药管理局局长王国强同志说，中医药的整体观、辨证施治、治未病等核心理念，顺应了当今健康观念的深刻变化和医学模式的深刻变革，顺应了 21 世纪医学发展的新趋势和世界医药市场的新需求，其精髓如能得以进一步诠释和光大，将有望对新世纪医学模式的转变，以及医疗政策、医药工业，甚至整个经济领域的改革和创新，带来深远的影响。在党中央、国务院的决策领导下，"治未病"将开启中医药的新时代。

（二）发展现状

随着健康管理工程的推进和人们的健康意识不断升级，医学的目的和模式转变为防、治、养，对"未病"人群开展"从源求本"的预防，重视人与自然的和谐、整体观念、心身同治，将会赋予治未病思想强大的生命力。在国家政策的大力支持下，中国中医养生保健基本形成了以省级中医院治未病中心为龙头，区（县）中医院为骨干，社区卫生服务中心中医服务站为基础的服务网络。中医药服务从注重医疗开始向注重养生、保健服务转变。中医治未病理念逐渐深入人心，传统的健康观念在逐渐转变，人们开始重视"预防为主、防治结合"，中医药在养生保健方面的突出优势不断被挖掘，治未病学术水平不断提升，服务方式和内容不断拓展。

2016 年召开的全国卫生健康大会，正式启动了健康中国建设的进程。这是一个划时代的伟大工程。健康中国建设关乎人民福祉，涉及普及健康生活、优化健康服务、完善健康保障、建设健康环境、发展健康产业等多个领域。中医药要充分发挥优势和特色，为健康中国建设做出贡献。国务院印发的《中医药发展战略规划纲要（2016—2030 年）》明确提出："到 2030 年，中医药健康服务能力显著增强，在治未病中的主导作用、在重大疾病治疗中的协同作用、在疾病康复中的核心作用得到充分发挥。"把"加快中医治未病技术体系与产业体系建设，推广融入中医治未病的健康工作和生活方式"作为重点任务之一，这标志着挖掘整理中医治未病的理论和方法被正式纳入国家战略规划之中，具有重要意义。

第二节　治未病的基本内涵

中医治未病具有悠久历史和丰富的经验，是古老而又前沿的理念和方法，是具有积极意义的预防思想，蕴藏着丰富的养生保健和防病治病资源。大力推进中医治未病的理念和方法，可以有效防控重大疾病的发生发展，同时降低医疗成本，缓解看病难、看病贵的难题。中医治未病从医学的根本目的出发，既符合让人不得病、少得病、晚得病、得病更好治疗、病后不易复发的普遍追求，又符合人与自然和谐，注重个人体质因素和生活习惯的一般规律。将天、地、人融为一体，体现了天人合一、个体化的大健康观。

中医治未病理念源远流长，涵盖了疾病的预防、救治及康复的全过程，是中医预防医学的精髓，其核心内容可分为未病先防、既病防变和瘥后防复三个部分。

一、未病先防

未病先防，即在人未病之前积极预防，采取多方面措施避免疾病的发生。

中医治未病理论重视人体"正气"对抵御疫病的主导作用，通过激发机体整体抗病能力，着眼于调整机体内在平衡以提高自身免疫力。日常生活中人们可以通过身体锻炼、精神调摄等各种方式提高自身抵御疾病的能力。即便对于已经患病的患者，中医治疗也注重恢复和培固正气，基本上以"扶正"与"祛邪"并举的方式进行防治。古人在重视内因的基础上，首先认识到调养精神形体，是增强人体正气、提高防病功能、减少疾病发生的一个重要环节。《素问·上古天真论》中说："其知道者，法于阴阳，和于术数，饮食有节，起居有常，不妄作劳，故能形与神俱，而尽终其天年，度百岁乃去。"又说："以酒为浆，以妄为常，醉以入房，以欲竭其精，以耗散其真，不知持满，不时御神，务快其心，逆于生乐，起居无节，故半百而衰也。"其中指出，形体的调养、精神的调养，对于增强人体的正气，减少或防止疾病的发生，是具有十分重要意义的。所以《素问·上古天真论》云："精神内守，病安从来。"此外，中医学还强调，锻炼身体也是保护正气很重要的一个方面。我国古代著名医家华佗根据"流水不腐，户枢不蠹"的道理，创造了"五禽戏"的健身运动功法，通过运动可以促使血脉流通，关节流利，气机调畅，从而增强机体的抗病能力，预防疾病的发生。历代医家演变的"太极拳""八段锦""易筋经"等各种健身方法，都具备这一性质。

未病先防的方式主要包括三个方面。

法于自然之道：顺应自然规律的发展变化，起居能顺应四时的变化。

调理精神情志：保持精神上清净安闲，保持心志闲舒，心情安宁，没有恐惧，调整自己的爱好以适合世俗习惯，不生气，不使思想有过重的负担，以清净愉悦为本务，以悠然自得为目的。

保持阴平阳秘：《黄帝内经》说："阴平阳秘，精神乃治；阴阳离决，精气乃绝。"阐明了阴阳的平秘对生命活动的重要意义。调和阴阳是最好的养生方法，阳气固密于外，阴气才能内守，如果阳气过于亢盛，不能固密，阴气就要亏耗而衰竭；阴气和平，阳气周密，精神就会旺盛；如果阴阳离决而不相交，那么精气也就随之耗竭。中医治未病理论还强调"避其邪气"对预防疾病的重要意义。应当注意饮食与生活环境的卫生，减少日常生活中受邪气侵袭的风险。

二、既病防变

既病防变，即在疾病发生后，早诊断、早治疗，要能够预测到疾病可能的发展方向，以防止疾病的进一步进展，防止其发展传变。

疾病的发展都有顺逆传变的规律，正确预测到疾病的发展则能够及时阻断疾病的加重或转变。在中医理论基础中，脏腑之间有阴阳五行相生相克的关系，所以在疾病的发展传变中主要包括五行传变、表里内外的传变。《素问·阴阳应象大论》云："邪风之至，疾如风雨，故善治者治皮毛，其次治肌肤，其次治筋脉，其次治六腑，其次治五脏。治五脏者，半死半生也。"指出在防治疾病的过程中，一定要掌握疾病发生、发展规律及传变途径，尽快诊治，才能防止疾病的传变和加重。张仲景在《金匮要略》中云："见肝之病，知肝传脾，当先实脾。"就是指出在治肝病的同时配合健脾和胃的方法，以既病防变。清代温病学家叶天士，根据温病伤阴的特点，主张在甘寒养胃的方药中加入咸寒滋肾之品，就是防止温热邪气伤及胃阴后，进一步耗及肾阴，其目的也正是"务在先安未受邪之地"。这些都是"既病防变"在临床上的应用之例。

三、瘥后防复

瘥后防复，即在疾病初愈或恢复期，正气尚虚，机体功能还没有完全恢复之时，还要注意调摄，做好疾病后期的治疗与调理，巩固疗效，防止疾病复发，修复机体损伤，并积极预防可能产生的后遗症。

中医不仅强调要辨证，还应辨病论治、对症治疗，即在辨证的同时还要注重辨病和辨症，三者有机结合，在认识和治疗疾病的过程中应以辨证为核心，病证结合、证症相参。中医治疗疾病，是先根据疾病的病因、性质、部位及邪正关系来判断其本质，然后再确定相应的治疗方法，并且强调因人制宜、因时制宜、因地制宜。中医药防治疾病的首要任务就是先判断疾病为何证，再根据个体体质差异、临床特征及各地气候环境的不同，因人、因时、因地三因制宜，灵活施治。

随着生活环境、压力的改变，亚健康状态已成为全球普遍的问题，严重影响着人们的生活质量，俨然已成为全球医学的重要课题。医学不仅仅应该关注疾病状态，更应该关注疾病前状态。中医的治未病思想内涵丰富、历史悠久，治未病理论与"摄生"治法相结合，衍生出了现代"中医预防"与"中医保健"两门学科，彰显其独特的优势与魅力，在为人民健康事业的保驾护航中发挥了超前的指导意义，对于"疾病治疗"向"疾病预防"的"战略前移"具有重要意义，值得深入挖掘与发扬。

第三节　治未病适宜技术的优势与前景

一、"简、便、廉、验"的优势

长期以来，由于生态环境的污染、饮食结构的改变，学习、工作、生活压力的增大，以及受到人口剧增、疾病谱改变等因素的影响，传统的只看"病"不看"人"，将"病"和"人"相分离的生物医学模式已无法适应西医学的发展和人类健康的要求。而西医学模式的转变则克服了传统医学模式忽视人的心理因素和社会因素的局限性，强调全面系统地从生物、心理和社会因素综合认识人类的健康与疾病，其实质就是由"治已病之人"转变为"治未病之人"。西医学发展的趋势已由"以治病为目的的对高科技的无限追求"转向"预防疾病与损伤，维持和提高健康水平"。随着人们"绿色健康"意识的提高，如果能够有效发挥中医治未病适宜技术在常见病、多发病中的预防作用，那么中医药的服务范围将会进一步扩大。中医治未病思想昭示了当代预防保健的正确方向，当今社会开展治未病工作，是使疾病防治重心前移的重要举措。

治未病适宜技术是指在中医治未病理论指导下运用于保养身心、预防疾病、改善体质、增进健康的医学技术，是中国传统医学的重要组成部分，经过历代医家的发展和创新，形式多样、应用广泛、历史悠久，具有安全有效、成本低廉、简便易学的特点。中医治未病适宜技术是继承发扬中医药学术思想、拓展服务领域的重要手段。对中医药自身发展来说，既是继承中医药学术、彰显中医药特色的重要体现，也是拓展中医药服务领域的重要途径，更是弘扬和传播中医药文化的重要载体。中医治未病历经两千多年的实践与探索，构建起了以"养生保健、延年益寿"为核心的理论体系，形成了简便易行、疗效迅速、方法灵活的丰富多样的诊疗技术及干预手段。中医适宜技术囊括了中医外治法的大部分，起源于人类在上古时期所使用器具的经历。《山海经》中记载："医源于砭。"《黄帝内经》系统确立了传统外治法的治疗原则，提出针、灸、砭、按摩、熨贴、敷药等外治方法。西汉时期的《五十二病方》提及角法、敷药、药浴、熏蒸、按摩、熨、砭、灸、腐蚀及多种手术。随着科学的发展，更多的前沿技术证明了中医外治法的确切疗效；有学者对气功进行研究，能在医师发功的"气"中检测到红外线和生物光辐射。随着科学技术水平的不断提高，中医适宜技术增添了多种新内容，治疗疾病的手段随之更新，例如在传统针刺的基础上衍生出了电针、激光针、干针等方法。使用中医治未病适宜技术，以安全、微创、舒适、有效为主要原则，患者更易于接受和坚持；且中医治未病适宜技术应伴有健康宣教，将患者变为健康的主体，调动其主观能动性，达到主动预防疾病的目的。

当下医疗服务和社会健康需求矛盾突出，医疗机构数量增长过快，但是医疗资源的地域分布不均衡，且利用效率不高，尤其是在广大农村地区、偏远地区，普遍存在缺医少药的情况。由于用于疾病预防的经费严重不足，"看病难、看病贵"已成为社会的热点问题。同时，医药费用也是国民经济的沉重负担。随着我国老龄化社会的到来和慢性非传染性疾病在疾病谱中比重加大等因素的影响，我国将面临更大的压力和更加严峻的挑战。通过继承与发扬中医治未病适宜技术，运用疗效可靠、不良反应小的技术手段与方法，如针灸、膏方、推拿按摩、中药熏洗、耳穴、导引、刮痧拔罐、体疗、食疗等等，不仅能为群众减少病痛，也能节省更多的医疗费用，缓解医疗资源的紧张。中医治未病适宜技术以其"简、便、廉、验"的优势和特点，无论是对国民经济发展，还是对促进医改、提高服务水平、降低医疗投入都具有重要意义。

二、发展前景

自 2006 年起，国家中医药管理局陆续制定了多项计划，为提高中医药应用、降低医疗支出、推进全民健康，鼓励各级中医院大力推广中医治未病适宜技术。为深入开展中医治未病工作，2007 年，国家中医药管理局成立了治未病工作领导小组，将中医体质辨识作为中医治未病的重要方法纳入中医预防保健服务体系，要求二级以上中医院开设治未病中心。随着中医治未病健康工程的不断推进，中医治未病理论研究不断发展完善，治未病适宜技术与方法在各级中医院及基层社区（乡镇）得到了广泛应用。自启动"中医治未病健康工程"以来，全国各级中医院、中医药院校及治未病学术组织，广泛开展了中医治未病工作，在临床实践、技术普及和理论研究等方面，取得了可喜成效。

目前，心脑血管疾病、糖尿病、恶性肿瘤、呼吸系统疾病及心理疾病等慢性疾病已成为人类健康的最大杀手，这些疾病目前尚无特效药。中医治未病适宜技术以增强体质为核心的健身、防病思想，以适应自然变化、增强机体抗病能力来治未病的基本原则，可以从功能的、整体的变化来把握生命。新时期具有中医特色优势的治未病适宜技术，能够充分发挥我国传统中医药所提供的理论基础和技术支撑，在疾病未生、未发、未传、未复之时，通过多种简便的个性化保障手段，阻止疾病的发生、发展、传变和复发，作为临床医疗体系的重要补充，能够更好地满足人们对于健康的需求。

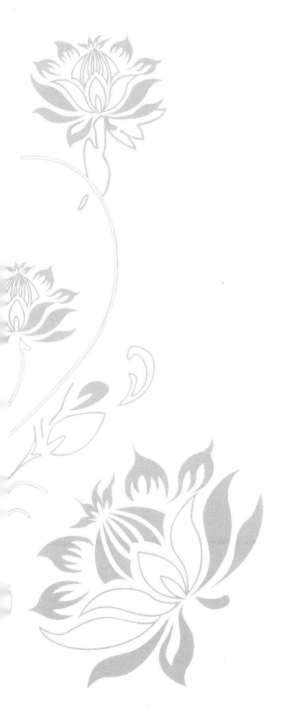

第二章 —— 治未病适宜技术

第一节 针 灸

针灸治未病是由古至今践行中医治未病理念的典型疗法之一。针灸疗法，目前已经被全世界183个国家和地区广泛使用，是中医药走向世界的先锋；同时因为其没有药物治疗带来的不良反应，也有可能是未来中医药在治未病领域的重要方案。

经络是中医学最独特的系统，在人体中首尾相贯，如环无端，气血周流，无有休止，经脉畅通是维持正常生命活动的基础。《灵枢·经脉》曰："经脉者，所以能决死生，处百病，调虚实，不可不通。"人体以五脏为中心，六腑、奇恒之腑、四肢九窍均通过经脉与五脏相连接，其内任一处经络不通都可造成脏腑功能的失调，继而导致机体表现出一系列亚健康状态。中医各种适宜技术，使治法着力于肌肤，作用于经络，以调气通经，交通表里，从而强健脏腑功能，阻断疾病进一步形成，达到治未病的效果。

针灸是中医疏通经络最为有效的方法之一。传统中医学认为，疾病的发生、发展、变化，均与机体正气的强弱和邪气的性质密切相关。发病的根本原因无外乎正邪相争而邪胜正负、阴阳失衡。因而，扶正祛邪、平衡阴阳是中医治病的根本法则，也是针灸治未病的法则。针灸是通过针刺、艾灸等方法刺激腧穴，以疏通经气，调节人体脏腑气血功能，从而达到治病、防病的目的。临床上通常根据经脉循行和主治特点，采用"循经取穴"方法进行针刺治疗。《四总穴歌》所载"肚腹三里留，腰背委中求，头项寻列缺，面口合谷收"，就是循经取穴的意思。由于经络、脏腑与皮部有密切联系，故经络、脏腑的疾患可以用皮肤针叩刺皮部或皮内埋针进行治疗。如胃脘痛可用皮肤针叩刺中脘、胃俞，也可在这些穴位上做皮内埋针进行治疗。经络瘀滞、气血痹阻者可采用刺络放血进行治疗，如目赤肿痛，刺太阳穴出血；软组织挫伤，在其损伤局部刺络等。经筋疾患多因疾病在筋膜、肌肉，表现为拘挛、强直、弛缓，可以用"以痛为腧"的原则取其局部痛点或穴位进行针灸治疗。

针灸治未病的历史，最早可追溯至战国时期的《灵枢·逆顺》，"上工刺其未生者也"，即指医术最高明的医师善于用针刺治未病。综观针灸治未病的古代应用，灸法多用于未病先防，侧重其保健作用；而针刺多用于防微杜渐和既病防变两方面，侧重其祛邪作用。如"若要安，三里常不干"，这是古代民间流行的俗语，即常取足三里行化脓灸以强身壮体，未病先防。也说明灸法是古代针灸治未病的常用方法和经典方法。《素问·刺疟论》载："凡治疟……先发时如食顷而刺之，一刺则衰，二刺则知，三刺则已。"《备急千金要方》提出："唯风宜防尔，针耳前动脉及风府神良。"这些是"防微杜渐"的应用。《伤寒论》载："太阳病，头痛至七日以上自愈者……针足阳明，使经不传则愈。"《金匮要略》载："适中经络，未流传脏腑，即医治之。四肢才觉重滞，即导引、吐纳、针灸、膏摩，勿令九窍闭塞。"认为病在经络时通过针灸推拿等疗法，可阻止疾病向脏腑传变。正是因为针灸疗法已病防变的功效，针灸临床强调要早期干预。古代针灸治未病的方法多样，所涵盖的病种范围也非常广泛，几乎包含了内外妇儿等各科疾病。针灸治未病在当今临床应用也非常广泛，针灸疗法对于呼吸、循环、消化、内分泌、神经等系统的疾病都有积极的防治效果，除用于保健强身、提高机体免疫力外，还可应用于保护心肌、预防术后的不良反应等。也被应用于预防高血压前期、中风先兆、围绝经期综合征、假性近视、脊髓损伤、慢性胃炎、功能性消化不良，以及呼吸系统疾病等的早期阶段，防止疾病进一步加重。

　　无论是古代还是现代，针灸治未病的策略都主要涵盖未病先防、既病防变和瘥后防复三个方面。与古代应用相比，现代针灸防治疾病的范围和方法发生了很多变化，总的应用范围有一定缩减，更倾向于对一些慢性疾病的防治，但也增加了一些病种，如术后不良反应和假性近视等现代疾病。

　　逆针灸是针灸中的"未病先防"，是根据治未病的原则，与经络腧穴理论相结合而设立的一种具有针灸特点的治疗方法。逆针灸一词最早见于隋代巢元方《诸病源候论》，其谓："古方既传有逆针灸之法。"明代高武在《针灸聚英》中记载："无病而先针灸曰逆。逆，未至而迎之也。"其是指在疾病未发生或将要发生前预先对机体进行针灸治疗，预防疾病的发生。逆针灸能够激发机体正气，畅通经络之气，平衡脏腑的阴阳，增强机体免疫力，从而达到抵抗疾病或者减轻疾病的发生和发展的目的。

　　针灸治未病的临床优势和治疗理念符合现代社会对健康的需求。随着疾病谱的改变和人们健康观念的提升，西医学目标也逐渐从治疗疾病转换为"预防疾病与损伤，促进和维持健康"，走进预防医学的时代。中医治未病也面临着新的机遇与挑战。尤其是在药源性和医源性疾病日趋严重的今天，针灸作为一种非药物疗法，具有简便廉验、无依赖性与不良反应等优势，被认为在中医治未病的引领作用中占主导地位。

一、针刺

针刺是通过一定的手法，将针刺入人体特定穴位，从而调节机体的方法，具有调和阴阳、扶正祛邪、疏通经络、行气活血等功效。"针砭为器"，针刺用具，最初是用尖锐的石片——砭石。"故东方之域……其病皆为痈疡，其治宜砭石"，此即为《黄帝内经》对砭石治病的记载。砭字，《说文解字》解释说："砭，以石刺病也。"即用尖锐的石片刺压体表或刺破脓肿以疗病。其后相继出现了骨针、竹针、陶针。冶金术发明以后，铜针、铁针、银针等针具相继问世。现代临床常用的是制作更精细、使用更方便的毫针、梅花针、三棱针，而应用最广的则是毫针。

针刺疗法是一种机械性刺激，通过特制针具刺入机体腧穴或病变部位，借助一定的手法，以防治疾病的一种外治疗法，具有通经脉、调气血、和营卫等作用。如《灵枢·九针十二原》曰："黄帝问于岐伯曰：……余欲勿使被毒药，无用砭石，欲以微针通其经脉，调其血气，营其逆顺出入之会。"表明针刺具有疏通经脉、调和气血的作用。《灵枢·刺节真邪》曰："用针之类，在于调气，气积于胃，以通营卫，各行其道。"突出针刺通气、调营卫的作用。针刺作用具有由点至线、由浅及深、靶点小、范围窄的特点，此与生物力学相关。针刺作为一种机械性刺激具有非特异性，通过施用不同的针刺手法（刺激强度、刺入的浅深、刺激量的大小）激发经气或诱导体内固有的调节系统功能，使机体从阴阳失调状态逐渐恢复或趋于正常。可见针刺效应不止由针刺直接产生，还与体内固有的调节系统介导有关，这决定了针刺作用的基本特点是调节作用，而这种调节作用又具有双向性、整体性、品质性、自限性。

针刺入腧穴或其他部位后，施行一定手法，将产生一种复杂独特的复合感觉，即针刺得气，近又称"针感"，包括医者的针下感觉和患者的机体反应。医者的针下感觉多表现为"沉、涩、紧、滞"等，古代文献已有相关描述，如《标幽赋》云："轻滑慢而未来，沉涩紧而已至。"即针感出现时，医者指下应是沉、涩、紧的感觉。清末时已出现以患者机体反应为主的针感记载，如《针灸内篇》中记述"凡针入穴，宜渐次从容而进，攻病者，知酸知麻知痛，或似酸似麻似痛之不可忍者即止"，指出针刺入机体施行一定手法后，机体可出现酸、麻、痛或似酸、似麻、似痛的针感。现代研究将机体反应归纳为酸、麻、胀、重、热、凉等一般感觉和蚁行、震颤、跳动、抽搐、触电、烧灼等特殊感觉。

治未病思想指导下的针刺疗法在多个方面具有明显的效果。

①消化系统方面：针刺疗法可以积极预防或缓解消化道黏膜的损伤和功能紊乱等，针刺足三里、内关、脾俞、胃俞等穴位对胃液分泌和胃蠕动可产生极大的调整作用，抑制胃酸及胃蛋白的分泌，保护胃肠道，预防和减轻胃黏膜损伤。

②心脑血管系统：针刺可以使机体增加对缺血的适应性和耐受性，针刺预处理对心肌缺血损伤亦有良好的保护作用，预先针刺内关可激活心肌内源性保护机制，可诱导心肌缺血耐受，减轻心肌缺血再灌注损伤的程度。

③免疫系统：针刺具有调节免疫功能的作用，针刺穴位可使免疫功能增强，针刺的促防卫和调节免疫作用是针刺治未病作用发挥的重要途径之一。

二、艾灸

艾灸是传统中医的治疗手段之一，是针灸疗法的重要组成部分。艾叶能理气血、温经脉、逐寒湿、止冷痛，利用艾叶做施灸材料可将艾叶本身的药物属性及其燃烧产生的热力相结合，借助药物和热刺激等理化方法熏灼人体相关腧穴，激发人体经络之气，通过循经感传进入体内，渗透诸经，深透筋骨以至全身。中医认为艾灸具有温经散寒、疏通经络、扶阳固脱、升阳举陷、防病保健等作用，其中，艾灸防病保健的作用在古代文献中多有记载，是中医治未病常用的有效方法。

艾灸为温热刺激，《神灸经纶·说原》云："夫灸取于火，以火性热而至速，体柔而用刚，能消阴翳，走而不守，善入脏腑。""灸者温暖经络，宣通气血，使逆者得顺，滞者得行。"此经文即言艾灸具有温与通的作用，温是通的条件，通是温的目的，而通的目的便是宣通气血以使全身气血运行调和，进而达到防病治病的目的。艾灸疗法属于温热刺激，其作用具有由点至面、由中及边、靶点大、范围广的特点，此与生物传热学相关。通过一定的手法、适宜的温热刺激，针对机体气血不通、气血不畅、阳气虚弱、阴血不足的病理状态，艾灸可起到温通经络、调和气血、补气助阳的作用和临床效应，此即艾灸的温通温补作用和温通温补效应。现代研究证明，艾灸还具有镇痛、改善血液循环、调节机体代谢、提高免疫功能、调整脏腑功能、延缓衰老等功效。艾灸的防病保健作用，就是通过这些功效协同实现的。疾病的产生通常是多个因素综合作用的结果，艾灸可以同时作用于多系统、多水平，引发人体内环境对疾病或外界刺激产生积极效应，从而达到强身健体、防治疾病的可能。综观古今，中医治未病思想一直都受到各大医家的推崇，艾灸本身就具备防病保健的作用，若能在治未病的思想指导下合理运用这一治疗方法，将理论与实际相结合，则能充分发挥艾灸的预防与治疗作用。

艾灸从形式上可分为艾炷灸、艾条灸、温针灸、温灸器灸四种；从方法上又可分为直接灸、间接灸、悬灸、实按灸四种。经络灸则多以艾条灸为常见，而直接灸、间接灸和悬灸均可采用。将艾条或艾炷点燃后对腧穴或其他部位进行艾灸，机体局部及全身产生一种特殊感觉和反应，即艾灸得气，又称"灸感"。除一般的温热感外，机体可出现酸重、麻木、虫行、灼痛、抽痛等非热感或红晕、出汗、红白相间花斑、痒感、肌肉跳动等反应。《灵枢·刺节真邪》中记载："火气已通，血脉乃行。"指出艾灸得气后，血脉即可恢复正常运行；《备急灸法·骑竹马灸法》云："经半日许，灸疮内流水甚多，觉火气游走，周遍一身，蒸蒸而热。"艾灸时机体产生温热的灸感可在全身行走。《备急千金要方·杂病第七》中指出："灸两胛中各一处至六百壮，多至千壮，当觉气下砻砻然如流水状。"表明艾灸时机体可产生流水状行走的灸感。根据体质情况及所需的养生要求选好穴位，将点燃的艾条或艾炷对准穴位，使局部感到温热舒适、能够耐受为度。经络灸的时间可在 20～30 分钟。一般健身灸时间可略短，病后康复施灸时间可略长。春夏两季施灸时间宜短，秋冬施灸时间宜长；四肢、胸部施灸时间宜短，腹、背部位宜长。老人、妇女、儿童施灸时间宜短，青壮年人则时间可略长。传统方法多以艾炷的大小和施灸壮数的多少来计算施灸的时间。艾炷是用艾绒捏成的圆锥形的艾团，分大、中、小三种，如蚕豆大者为大炷，如黄豆大者为中炷，如麦粒大者为小炷，每燃烧一个艾炷为一壮。实际应用时可据体质强弱而选择，体质强者宜用大炷，体弱者宜用小炷。

目前，治未病思想指导下的艾灸应用在多方面已展现出明显的效果。

①预防心脑血管疾病：早在《针灸大成》中就有用艾灸来预防中风的记载，现代研究也证明了艾灸可以减轻缺血再灌注对心脑细胞的损伤，是一种防治心脑血管疾病的有效方法，其机制可能与艾灸改善血液流变性有关。

②保护胃黏膜：艾灸能降低应激性胃黏膜损伤指数及胃黏膜细胞凋亡指数，增加胃黏膜血流量，刺激胃黏膜细胞增殖，抗细胞凋亡，从而起保护胃黏膜作用。

③延缓衰老：艾灸不仅可以明显改善衰老症状，而且可有效增强机体清除自由基的能力，调整内环境，从而延缓衰老。并且艾灸延缓衰老的应用不该仅仅局限于中老年人。就延缓衰老而言，绝非一朝一夕之功，艾灸是一个贵在早期应用、长期坚持的过程，不可受缚于年龄。

④抗疲劳：中医学认为，慢性疲劳综合征属"虚劳"的范畴，主要表现是以持续性疲劳为主的机体多组织、器官的紊乱，及时应用艾灸来抗疲劳，对防止疾病在失衡的机体内发生传变具有重要的意义。

⑤调整亚健康状态：亚健康是一种介于健康与疾病之间的临界状态，虽然没有明显的疾病表现，但却可严重影响人们的生活质量，如得不到及时调整，则极易导致疾病的发生，而中医治未病理念指导下的艾灸对于调整亚健康状态可以发挥积极的作用。

三、刺络放血

刺络放血是指利用三棱针、皮肤针、采血针、火针等刺破或划破人体的特定穴位或一定部位，如病灶局部或阳性反应点（阿是穴），依据辨证情况释放出适量血液，从而达到预防和治疗疾病的目的。《痧胀玉衡·痧症发蒙论》云："痧在血肉者，放之愈……若夫痧之深而重者，胀塞肠胃，壅阻经络，直攻乎少阴心君，非悬命于斯须，即将危于旦夕，扶之不起，呼之不应，即欲刮之放之，而痧胀之极，已难于刮放矣。"刺络放血是中医治疗和急救的常用手法。目前，放血疗法被广泛应用于皮肤病和神经系统疾病的治疗中。作为中医经络医学及治未病重要的适宜技术之一，刺络放血疗法对于小到感冒头痛、大到急病重症均可对症应用，常能"峰回路转"，取得意想不到的疗效，且不良反应小，简便廉验，丰富了适宜、有效、易推广的中医治未病适宜技术，尤其适合基层中医医疗机构和人员普及应用。

刺络放血方法有点刺、挑刺、散刺、丛刺等，刺时用腕力带动手指，剽刺入络以减少疼痛；深度以 0.1～0.2 寸为宜，过深则易刺破血络的深侧管壁，导致血液内渗而引发血肿；另外，要防范医患感染及操作环境污染；连续应用需定期监测患者血象变化。

用于治疗时总放血量可略大、频度略高，用于慢性病调理和预防保健则放血量宜小、频度低，应因人、因病情选择每日、每 2 日、每 3 日、每周、每 2 周、每月、每季 1 次等频度。放血量一般每穴每次 5～7mL，隔日操作时不能超过首日量；或根据治疗中所见：放血过程中出血颜色由深暗转为鲜红、黏度由稠转稀、流量由多转少，即可结束当次治疗；长期调理时，见每次出血颜色由深暗转为鲜红、流速由滞涩转为顺畅、黏度由稠转稀等气血和顺之象，可逐渐延长治疗间隔。

刺络放血疗法作为中医传统医疗手段历史悠久，理论体系完整，且具有简便廉验、绿色无毒、无明显不良反应等优势，拓展应用至治未病领域，具有改善实性体质偏颇、疏通经络瘀阻等显著优势。

①调理体质：运用放血疗法善于祛邪的特点，根据四季节气开展规律的周期性调理，对改善实性体质与虚实夹杂型特禀质的偏颇程度可取得积极效果，从而预防相应易患疾病。针对虚实夹杂证型及复合体质时，可与汤药、膏方、艾灸、穴位贴敷等补法协同应用。

②疏通经络：未病之时或欲病之期多属"病络"阶段，人往往无明显不适，常规医学理化检查也可无异常所见，但能以中医望、问、切诊等诊查手段发现经穴之疼痛（酸、麻、胀、按压痛、捏脊痛等）、沙粒、结节、条索、隆起、凹陷、松紧软硬和皮肤色泽改变、温度异常，以及青筋迂曲、粗张，甚或成片、成团等，可帮助确定病位、推求病因，判断经络瘀阻轻重、人体正邪虚实、疾病轻重、变化趋势及病程长短，经过规律刺络放血调理，经穴的疼痛、沙粒、结节、瘀斑会逐渐减少、缩小或消失，皮肤紧硬、松软均会不同程度缓解，进而发挥调和脏腑、平衡阴阳、形神并调等作用，维护健康，对防治内外上下、气血脏腑重大疾病具有积极意义。

临床中运用刺络放血疗法可调理体质、疏通经络，防治与体质偏颇、经络瘀阻有关的心脑血管系统疾病、恶性肿瘤、咳喘、脾胃病、肝胆病、高血压病、糖尿病、甲状腺病、皮肤病、妇科病、各种疼痛、增生性疾病、神经精神性疾病等常见慢性病。

第二节　推拿按摩

推拿疗法作为中医药疗法中重要的组成部分，因其简便、自然、独特、无毒副作用的优势，在治病、防病中发挥着不可替代的作用。如《素问·离合真邪论》记载："帝曰：不足者，补之奈何？岐伯曰：必先扪而循之，切而散之，推而按之，弹而怒之，抓而下之，通而取之，外引其门，以闭其神。"孙思邈在《备急千金要方·卷二十七》中提到"凡人自觉十日已（以）上康健，即须灸三数冗（穴），以泄风气。每日必须调气补写（泻）、按摩道（导）引为佳。勿以康健便为常然，常须安不忘危，预防诸病也"，告诫医家、病家须做到预防为先，"不治已病，治未病"。按摩导引可活血通络、通调气血、补虚泻实，与现代推拿机制，如提高机体免疫力、改善微循环的认识基本相吻合。《圣济总录·按摩》曰："养生法，凡小有不安，必按摩挼捺，令百节通利，邪气得泄。"可见，按摩具有流通血气、舒筋活络、通利关节、祛除邪气、却病延年的作用。

从上述古籍文献中可以看出，历代医家将推拿广泛应用到疾病的防治中，为推拿治未病奠定了坚实的理论和实践基础。推拿治未病临床适应证广泛，效果显著，具有很高的临床实践价值。

推拿疗法以中医经络为理论基础，根据整体观念和辨证施治的原则，通过手法作用于体表的经穴，激发和调动经络系统，实现疏通经络、调整脏腑、行气活血等功能。推拿通过手在人体体表进行操作，既没有用药的不便，也没有针刺的痛苦，基于中医思想指导，依托生物力学理论，充分借助自然力量来改善机体状态、放松肌肉、缓解疲劳、防止积劳成疾，进一步发挥预防疾病、保健养生的作用。推拿还可以达到调和阴阳、补虚泄实的目的，且推拿手法的机械刺激转化的热能可促使毛细血管扩张，促进局部血液循环，改善营养不良，消除炎症反应、疼痛，从而调整人体的生理或病理状态，起到预防和治疗疾病的作用。

常规的全身按摩分为仰卧位全身按摩，包括头面部按摩、胸腹部按摩、上肢部按摩；俯卧位全身按摩，包括颈项肩部按摩、背腰部按摩、下肢后侧按摩。

在常规全身按摩中，需要结合患者实际情况，再对一些不适或者病变部位进行辨证施术，做到常规与重点、全身与局部的有效结合，进一步发挥保健推拿在中医治未病中的有效作用。

对于保健推拿在中医治未病中的应用，应秉承以下几方面原则：一是保健推拿应以常规全身按摩为主，结合患者实际情况，开展有效针对的辨证推拿调理。二是保健推拿手法应充分考虑患者的耐受程度，保证手法的柔和舒适性。三是基于中医整体观念、辨证论治等医学思想的指导，建立全身推拿方案，注重依据经络腧穴开展操作，特别是一些关键的保健穴位。同时，还应结合患者的实际情况，开展辨证推拿。还有指压按摩，又称"点穴疗法"，是通过手指代替针具点按穴位或压痛点，用以强身保健或治疗疾病的方法。

总而言之，推拿按摩凭借其在中医治未病中的作用机制，决定了在养生保健中占据着十分重要的角色，并在中医治未病中可发挥十分有效的作用，同时也符合当前时代人们新健康观的主流意识、方向，推进推拿按摩在中医治未病中的合理应用，对提升全民的健康素质有着十分重要的现实意义。

第三节　膏　方

　　膏方，又称膏剂、膏滋，是一类经特殊加工制作成半流体或半固体膏状的中药制剂，是中药的常见剂型之一。其临床应用历史悠久，功用独特，如滋补强身、抗衰延年、纠偏祛病等，具有鲜明的中医特色。中医膏方有着悠久的历史，最早可追溯至春秋战国时期的《五十二病方》。《黄帝内经》一书中则记录了豕膏和马膏，该膏方是由动物的脂肪组织提炼而成，主要用于治疗伤科与外科方面的疾病。张仲景在《金匮要略》中明确提出了"煎"的含义，与现代膏方的制造方式十分相似。此后晋代葛洪的《肘后备急方》、唐代孙思邈的《千金要方》和南宋的《洪氏集验方》收载的琼玉膏，以及《圣济总录》中记载的养胃生津的栝楼根膏等，不断扩大了膏方的应用范围。这一时期被称为膏方发展的初期。

　　中医传统治未病理论成熟于明清时期，当时的医家们在临床实践中灵活运用治未病理论，大大丰富了治未病的方法和手段。其中中医膏方在治未病方面的疗效尤为突出，实践证明，中医膏方在预防和治疗亚健康方面有其独特的优势和价值。随着现代社会发展速度的加快，各个阶层的人们都面临着巨大的生活、工作和精神压力。在长期重压下，越来越多的人处于亚健康状态。鉴于中医膏方在治未病和防治亚健康方面的独特作用，日益受到人们的关注和重视。

　　"未病先防"是中医治未病思想的首要基本原则，其以"内养外防"为基本要旨。其中，中药膏方是内养的一种重要措施，其开方遵循辨体与辨证相结合的原则，以偏纠偏，根据不同体质特点、症状和体征化裁，适度调节组方。膏方组方注重顾护脾胃、助运消食，常在滋腻补品中加入健脾补胃中药和适量健脾理气、化湿消食药，对脾胃升降并调，既扶正气以增祛邪之力，又祛除痰湿食滞以助运化吸收。

　　人体受邪气入侵后有一定规律可循，外邪由表传里、由浅入深，五脏病气则多以生克的顺序传变。"既病防变"就是运用六经辨证规律，实施预见性的治疗，同时辅以全面合理的调养措施，以阻止病情发展、传变，使机体正气得以复原和提升，促使机体恢复健康状态。

　　膏方防病传变的原则：安治已病，防止传变；先安未受邪之地；祛除影响传变的病理基础。在开具膏方时，运用中医理论辨证论治，即中医辨证论治与西医辨病论治结合，以辨证为主、辨病为辅，结合互参，提高临床疗效。

疾病恢复期，患者身体羸弱，余邪未尽，若调理不慎，易导致旧疾复发或出现某些新的疾病；平素体质不佳，患有慢病，若外邪复侵，旧疾也易复发，此时以膏方调理阴阳，调摄为主、治疗为辅，补气养血以防止"死灰复燃"，促进机体痊愈。

膏方不仅能减少急性发作，还可使疾病向痊愈方向发展。在慢病防复阶段，膏方大多采用综合处方，防治结合、寓治于防。在缓解期服用膏方，具有效果缓和、稳定、持久的特点，使机体气血精神、脏腑功能得以恢复，最终达到扶正固本、增强抗病能力的目的。

膏方四季皆可服用，适用范围广，患者依从性强。在传统中医药理论的指导下，用膏方养生治未病，冬令进补膏方最佳，调补之类的膏方宜因时而动，四季皆宜。开展膏方养生治未病调理应持之以恒，只重"三九""三伏"，不利于机体各项功能的持续调整，应因时而动，四时均可调制膏方。根据自然界四时节令及四季变化规律，结合人体阴阳消长、五脏盛衰的不同时间特点个性化制作膏方，如利用"冬病夏治"及"夏病冬防"的疗法分别推出"夏令""冬令"膏方，春夏养阳，秋冬养阴，同时顾护"阴阳平衡"，阳中求阴，阴中求阳，阴阳互补，使机体适应自然四时节令、春生夏长秋收冬藏的变化规律，达到阴平阳秘的目的，即"谨察阴阳所在而调之，以平为期"。

春季五行属木，脾胃属土，木克土，要时时预防脾胃病的发生，膏方调理当以疏肝健脾为主，顾念"少阳病有阴证机转"的机制，勿忘滋腻润燥之功。入夏之后，自然界中阳气渐盛，此时调理宜顺应春夏养阳之理。夏天机体阳气消耗过多，宜温阳益气药为主调理，结合阴阳互生之理。秋季燥气当令，当以扶中助运、补养肺肾、疏肝健脾为主。寒冬阳气深伏于里，万物生机潜藏，秋冬养阴宜结合时令与个体体质因素，临床多味厚滋腻之品以滋肾养肝，当增加行气健胃助运药的运用，利于脾胃运化，使补而不腻，疗效更彰。

膏方治未病多重视冬至与夏至两个时令，符合冬病夏治、夏病冬防理论；春秋季节气候宜人，疾病少发，人们多轻于疾病护理与身体调理。而四季皆宜服用膏方的调治理念是中医治未病传统理念认识的深入。病未发时，依据四季特有的气候特点，辨证运用膏方调理，顺时施治，扶助正气，顾护脏腑元气，调整人体的阴阳平衡，远离疾病，达到"正气存内，邪不可干"之目的，充分展现膏方调补的特色与优势。

膏方具有以下特点：一是注重全面的、整体的调理；二是既辨证，又辨体质；三是纠偏却病，适用范围广泛；四是药力缓和，稳定持久。正如秦伯未所云："膏方非外单纯之补剂，乃包含救偏却病之义，故膏方之选药，须视各个之体质而施以平补、温补、清补、涩补，亦须视各个之病根，而施以生津、益气、固津、养血"。

膏方使用的人群包括：一是身体虚弱，经常感冒，但又无慢性疾病者；二是工作压力大，精力和睡眠质量下降，难以自我恢复者；三是曾患慢性疾病，但已经恢复，或虽未治愈但又相对稳定者；四是大病后、手术后、出血后处于恢复阶段者，包括化疗、放疗及手术后的肿瘤患者。

第四节　中药熏洗及贴敷

一、中药熏洗

中药熏洗，是利用药物煎汤，趁热在皮肤或患处进行熏蒸、淋洗的治疗方法。熏和洗是两种不同的外治法，因临床经常同时应用，所以又合称熏洗法，一般先用药汤蒸汽熏，待药液降温时再洗。此疗法是借助药力和热力，通过皮肤、黏膜作用于肌体，促使腠理疏通、脉络调和、气血流畅，发挥祛风除湿、清热解毒、消肿止痛、疏风止痒等功效，从而达到预防和治疗疾病的目的。

中药熏洗是中医外治法的重要组成部分，历史悠久，最早见于《五十二病方》。千百年的临床实践证明，熏洗疗法是卓有成效的防病治病、强身保健的办法，尤被历代医家注重。中药熏洗疗法具有操作简便、治疗范围广泛、疗效显著、易学易用、经济实用、安全可靠、副作用小的优势，特别对湿疹、荨麻疹、冻疮等常见病效果较好。熏洗疗法有广义和狭义之分：广义的熏洗疗法包括烟熏、蒸汽熏和药物熏洗三种；狭义的熏洗疗法仅指药物熏洗。

中药熏洗主要功效体现在以下四个方面。

①清热解毒，凉血消肿：针对急性化脓性感染疾病的初期，局部红肿热痛。

②活血排脓，敛疮生肌：针对肿疡已成，脓未溃破，或正气亏虚不能托毒外出者。

③活血通络，行气止痛：针对外伤，瘀血积累，常有肿胀、疼痛和关节运动障碍，或骨折愈合后关节僵硬、肌腱粘连、肌肉萎缩，关节及机体功能障碍。

④祛风燥湿，杀虫止痒：针对神经性皮炎、银屑病、荨麻疹、皮肤瘙痒等疾患。

熏洗疗法在实施过程中需要注意：①确保用药安全，对皮肤有不良影响或具有腐蚀性的药物不宜运用，效果峻猛或有毒性的药物应依据病情严格控制用量与用法，并且要注意防止药液溅入口、眼、耳、鼻中；②熏洗后皮肤血管扩张，血液循环旺盛，全身温热出汗，此时应注意保暖和防风；③药汤的温度应依熏洗部位、病况、年龄和体质等因素而定，不宜过烫，防止烫伤，也不宜过冷，不利于药物的吸收；④在熏洗过程中，如患者出现症状加剧、过敏或其他不适反应，应当立即终止熏洗，并给予对症处理。

二、贴敷

贴敷疗法是以中医基本理论为指导，应用中草药制剂，施于皮肤、孔窍、腧穴及病变局部等部位的治病方法，属于中药外治法。贴敷疗法是中医治疗学的重要组成部分，并较内治法更为简便、实用，是我国劳动人民几千年来在同疾病的斗争中总结出来的一套独特的、行之有效的治疗方法。早在1300年前的甲骨文中，就已经记载了前人大量有关中医外治的经验体会。在《周礼·天官》中就记载了治疗疮疡常用的外敷药物法、药物腐蚀法等。《五十二病方》中，关于疮口外敷有"傅""涂""封安"之法。《黄帝内经》还有"桂心渍酒，以熨寒痹"，用白酒和桂心涂治风中血脉等记载，被后世誉为膏药之始。晋代葛洪《肘后备急方》中首次记载了用生地黄或栝楼根捣烂外敷治伤，用软膏剂贴敷疗金疮，并收录了大量外用膏药如续断膏、丹参膏、雄黄膏、五毒神膏等，注明了具体的制用方法。其用狂犬脑外敷伤口治疗狂犬病的方法，实为免疫学之先驱。

随着中药外治方法的不断改进和创新，晋、唐之后已出现贴敷疗法和其他学科相互渗透与结合的运用研究。如把敷药法和经络腧穴的特殊功能结合起来，创立了穴位贴敷法，大大提高了疗效。李时珍《本草纲目》中就记载了不少穴位贴敷疗法，并为人所熟知和广泛采用。清代，可以说是中药外治方法较为成熟的阶段。其中以《急救广生集》《理瀹骈文》等中药外治专著的问世为代表，以较为完整的理论体系为贴敷疗法成熟的标志。

穴位贴敷法是以脏腑经络学说为基础，通过辨证选取贴敷的穴位，选穴力求少而精。根据所选穴位，采取适当体位。贴敷药物之前，定准穴位，将已制备好的药物直接贴压于穴位上，然后外敷医用胶布固定；或先将药物置于医用胶布黏面正中，再对准穴位粘贴。硬膏剂可直接应用，或温化后将其中心对准穴位贴牢。

贴敷疗法乐为患者接受是因为其具有以下优点。

①途径直接，作用迅速：贴敷疗法通过药物直接作用于患处，并通过透皮吸收，使局部药物浓度明显高于其他部位，作用较为直接，直达病所，直接发挥药效，作用较强。

②用药安全，适应证广：贴敷疗法是以透皮吸收发挥作用的药物，较其他给药途径用药较为安全，同时也增大了用药的范围，尤其是外用给药方法历经漫长岁月的临床验证，其方药组成已不计其数，不仅在外、骨伤、皮肤、五官、肛肠等科疾病的治疗方面显出特色，而且对内科、妇科疾病也有显著疗效，尤对老幼虚弱之体、攻补难施之时或不肯服药之人、不能服药之症，更有内服法所不具有的诸多优点，具有较高的医疗和保健价值。

③使用简便，易于推广：贴敷药物的制作可简可繁，家庭多用较简单的药物配伍及制作，易学易用，经简单学习就可掌握要领，不需高、精、尖或特殊的医疗设备，无论是医生还是患者或者家属，多可兼学并用、随学随用。

④药源广泛，价廉效广：贴敷疗法的药物取材多较简单，甚至有一部分来自生活用品，包括葱、姜、蒜等随地取材，无须耗费过多金钱。且贴敷药方组成多来自临床经验，疗效显著，在疾病的初期即自行解决。节省大量人力财力。

⑤稳定可靠，副作用少：贴敷疗法是将药物施于体表，而达到治病的目的。便于随时观察、了解病情变化，随时加减更换，很少发生副作用，具有稳定可靠的特点。因而贴敷疗法从古至今一直备受医家关注，是一个值得系统整理和加强研究的重要课题。

第五节　刮痧拔罐

一、刮痧

刮痧是以中医经络腧穴理论为指导，通过特制的刮痧器具和相应的手法，蘸取一定的介质，在体表进行反复刮动、摩擦，使皮肤局部出现红色粟粒状，或暗红色出血点等"出痧"变化，从而达到活血透痧的作用。因其简、便、廉、效的特点，临床应用广泛，适合医疗及家庭保健。还可配合针灸、拔罐、刺络放血等疗法使用，加强活血化瘀、祛邪排毒的效果。

刮痧法起源于旧石器时代，人们患病时，出于本能地用手或者石片抚摩、捶击身体表面的某一部位，这也是"刮痧"疗法的雏形。元、明时期，有较多的刮痧疗法记载，并称为"戛法"。清代，有关刮痧的描述更为详细。郭志邃《痧胀玉衡》曰："刮痧法，背脊颈骨上下，又胸前胁肋两背肩臂痧，用铜钱蘸香油刮之。"吴师机《理瀹骈文》则记载："阳痧腹痛，莫妙以瓷调羹蘸香油刮背，盖五脏之系，咸在于背，刮之则邪气随降，病自松解。"

刮痧开始前，要先充分暴露刮拭部位，在皮肤上均匀涂上刮痧油等介质；手握刮拭板，先以轻、慢手法为主，待患者适应后，手法逐渐加重、加快，以患者能耐受为度。宜单向、循经络刮拭，遇痛点、穴位时重点刮拭，以出痧为度。可先刮拭背部督脉和足太阳膀胱经背俞穴循行路线，振奋一身之阳、调整脏腑功能、增强抗病能力，再结合病情，根据十四经穴主治范围和局部、邻近、远端的取穴原则选择刮痧部位，可取得更好疗效。

刮拭的顺序，总的原则是由上而下、由前而后、由远及近，即先刮拭面部、胸腹部，再刮拭头部、肩部、背腰部；先刮拭上肢，再刮拭下肢。

刮拭方向一般是由上而下，由内到外，由左及右。头部由上到下直刮，或由内到外横刮；肩胛部由上到下或从前到后横刮；背腰部、胸腹部由上到下，从内到外；上下肢由上到下；面部、胸胁部由内带外斜刮。

刮痧后嘱患者饮用温开水，以助机体排毒祛邪。

刮痧具有多种功效。①调整阴阳：刮痧对内脏功能有明显的调整作用，如肠蠕动亢进者在腹部和背部等处进行刮痧后，可以使蠕动亢进的肠道受到抑制而恢复正常；反之肠蠕动功能减退者，可以促进其蠕动恢复正常，从而调整脏腑阴阳，得到平衡。②活血化瘀：刮痧可以调节肌肉的收缩和舒张，使机体组织间的压力得到调节，促进血液循环，增加组织血容量，从而起到活血化瘀、祛瘀生新的作用。③舒筋活络：刮痧通过在局部的来回推动，可以使肌肉收缩，增强局部血液循环，使局部的组织温度升高，从而使肌肉得到舒张或者消除疼痛，起到舒筋活络的效果。④祛邪排毒：刮痧的过程可以使局部的组织形成高度的充血，从而使血液及淋巴液流动明显增快。同时有害物质的运输、排泄能力增强，促进体内废物、毒素等的加速排除。

刮痧已广泛应用于内、外、妇、儿科的多种病证的治疗及美容、保健领域。尤其适宜于疼痛性疾病、骨关节退行性疾病如颈椎病、肩周炎的康复；对于感冒发热、咳嗽等呼吸系统病证，临床可配合拔罐应用；对于痤疮、黄褐斑等损容性疾病，可配合针灸、刺络放血等疗法；还适用于亚健康、慢性疲劳综合征等疾病的防治。

二、拔罐

拔罐是一种以罐为工具，利用燃火、抽气等方法产生负压，使之吸附于体表，造成局部瘀血，以达到通经活络、行气活血、消肿止痛、祛风散寒等作用的中医疗法，民间俗称拔火罐。拔罐疗法在古代中国有着悠久的历史，早在成书于西汉时期的帛书《五十二病方》中就有关于"角法"（类似于后世的火罐疗法）的记载。而国外的古希腊、古罗马时代也曾经盛行拔罐疗法。

常用的拔罐方法有以下几种。

①留罐法：也称坐罐，将空气排净之后，直接吸附在一个部位停止不动，使罐子吸拔留置于施术部位 10 ～ 15 分钟，然后将罐起下。

②走罐法：用非常少量的热气把罐的一部分空气排出来，吸附在人体上一个比较平坦的区域，比如背部，握住罐子上、下、左、右反复推动，也可以先在皮肤上涂一层润滑剂，容易进行推拉，至皮肤红润充血，甚至瘀血时，将罐起下。

③闪罐法：将罐拔住后立刻起下，如此反复多次，一直到皮肤微微泛红。

④刺络拔罐法：先用三棱针在所选择的这个区域上放血、点刺之后，立刻吸附一个罐子，使之出血，以加强刺血治疗的作用。

⑤留针拔罐法：在穴位上进行针刺留针时，将罐拔在以针为中心的部位上，至皮肤红润充血，甚至瘀血时，将罐起下、将针起出，可以起到针罐结合的作用。

拔罐的功效：①祛风散寒、除湿：拔罐使腠理打开，风寒湿之邪可外泄，传统火罐疗效更优；②疏经活血、消肿止痛：火罐通过负压吸附于腧穴上，从而刺激腧穴，使阻塞的经络得以疏通，气血运行，从而达到止痛的作用；③扶正祛邪：通过作用于腧穴，刺激经络，调节脏腑阴阳的平衡，达到扶正祛邪的作用。

拔罐运用十分广泛，操作也很方便，但需注意拔罐后忌洗澡，因此时腠理开放，易感风寒湿之邪。凝血异常或皮肤松弛的人群要慎拔罐。拔传统火罐时，注意不要烫伤皮肤，引发感染等。

第六节　耳　穴

耳穴就是分布于耳郭上的腧穴，也叫反应点、刺激点。当人体内脏或躯体有病时，往往会在耳郭的一定部位出现局部反应，如压痛、结节、变色、导电性能等。利用这一现象可以作为诊断疾病的参考，或刺激这些反应点（耳穴）来防治疾病。耳穴诊治疾病历史悠久，在《素问·缪刺论》中即有记载："尸厥……不已，以竹管吹其两耳。"唐代《千金要方》有取其耳中穴以治疗黄疸、寒暑疫毒等病。历代医学文献也有介绍针、灸、熨、按摩、耳道塞药、吹药等方法刺激耳郭以防治疾病和以望、触耳郭诊断疾病的记载，为耳针的形成奠定了理论基础。

耳与脏腑经络有着密切的关系。各脏腑组织在耳郭均有相应的反应区（耳穴）。刺激耳穴，对相应的脏腑有一定的调治作用。人体某一部分有病时，就会反映在耳郭的一定部位上，这些部位就是耳针治疗的刺激点，统称为耳穴。

耳穴的分布具有一定规律：与面颊相应的穴位在耳垂；与上肢相应的穴位在耳周；与躯干相应的穴位在对耳轮体部；与下肢相应的穴位在对耳轮上、下脚；与腹腔相应的穴位在耳甲艇；与胸腔相应的穴位在耳甲腔；与消化道相应的穴位在耳轮脚周围等。

刺激耳穴的主要方法：针刺、埋针、放血、耳穴贴压、磁疗、按摩等。

当人体内脏或躯体某些部位发生病变时，往往会在耳郭相应区域出现各种反应，这种病理性反应可表现为变形、变色、脱屑、丘疹、压痛敏感、皮肤低电阻等。这些现象出现在耳穴，可作为辅助诊断的依据。

适应证：①疼痛性疾病，如各种扭挫伤、头痛和神经性疼痛等；②炎性疾病及传染病，如急慢性结肠炎、牙周炎、咽喉炎、扁桃体炎、胆囊炎、流感、百日咳、菌痢、腮腺炎等；③功能紊乱性疾病，如胃肠神经官能症、心脏神经官能症、心律不齐、高血压、眩晕症、多汗症、月经不调、遗尿、神经衰弱、癔症等；④过敏及变态反应性疾病如荨麻疹、哮喘、过敏性鼻炎、过敏性结肠炎、过敏性紫癜等；⑤内分泌代谢紊乱性疾病，如甲状腺功能亢进或低下、糖尿病、肥胖症、围绝经期综合征等；⑥耳穴还具有催乳、催产，预防和治疗输血、输液反应的作用，同时还可用于美容、戒烟、戒毒、延缓衰老、防病保健等方面。

第七节 导 引

导引是一项以肢体运动为主，配合呼吸吐纳的养生方式，源于上古的舞蹈动作，是我国古代的呼吸运动（导）与肢体运动（引）相结合的一种养生术，也是气功中的动功之一，与现代的保健体操相类似，呼吸俯仰，屈伸手足，使血气流通，促进健康。常与服气、存思、咽津、自我按摩等相配合进行。俗称医疗保健体操，又有俗称肢体导引为外导引、内气运行为内导引者。

"导"指"导气"，导气令和；"引"指"引体"，引体令柔。早在春秋战国时期，就已出现与"吹呴呼吸、吐故纳新"相结合的名为"熊经""鸟申"的二禽戏。三国时期的华佗把导引术式归纳总结为五种方法，名为"五禽戏"，即虎戏、鹿戏、熊戏、猿戏、鸟戏，比较全面地概括了导引疗法的特点，且简便易行，对后世医疗和保健都起了推进作用。但华佗的五禽戏业已失传，后人南朝梁时陶弘景《养性延命录》记有华佗"五禽戏"，模仿虎、熊、鹿、猿、鸟等五种鸟兽活动形态，编制出一套导引程式。《正统道藏》所收《太上老君养生诀》亦录此"五禽戏"，署华佗授广陵吴普。这套导引术一直流传下来，明人周履靖在所著《赤凤髓》和《万寿仙书》中将它加以改进，降低动作难度，并与行气相结合，除了文字说明外，还绘制出程式图谱。清人更于五种术势之外，加入向后顾望的"鹗顾势"和摇头摆尾的"狮舞势"，称作"七禽戏"。在以上众多导引术中，有不少曾对当时社会产生过很大影响，有的还广泛流衍于近现代。

导引包括导引气机、导引呼吸和声音、导引形体及导引意识，充分利用意识对形、气的统帅、强化作用，积极主动运用意识导引气机的开合聚散，使之流通、升华，使生命运动朝着有利方面转化。从治未病角度来说，它可以锻炼身体、增强体质，使人保持朝气、焕发精神，是一种能够充分发挥、调动内在因素来积极防病治病的中医治未病适宜技术。

西医学研究表明，导引之法是一种物理疗法，通过活动对机体的刺激，导致能量、信息的吸收、转换和传递，从而引起机体生物物理和生物化学反应，对机体的效应及局部组织超微结构及神经生理、神经生化及神经内分泌等产生系统性的影响，对许多顽固性、慢性疾病有着积极的康复医疗作用，对亚健康人群也可以起到养生保健的作用。传统的导引之法以其简便易行的操作、独特显著的功效，备受医家、学者的重视，其理论体系和临床应用在中医养生学的产生和发展中都占有非常重要的地位。

随着社会的进步，科技的发展，电脑、电视等家庭办公用品的频繁使用，使颈椎病和腰突症的发病率呈上升趋势，逐渐成为中老年人群的常见病、多发病；与此同时，学习工作的压力，不正确的坐姿，导致颈椎病和腰突症的平均发病年龄呈下降趋势。而导引术则是治疗颈椎病和腰突症的最佳选择。随着人们对自身健康越来越重视，中医治未病的"未病先防""既病防变"，在现代养生保健的观念中占据越来越重要的位置，使导引术越来越受到大众的关注。

太极拳：是最具特色的传统运动养生功法之一，是中华传统文化的形体语言，其历史源远流长。太极拳在整个运动过程中始终贯穿着"阴阳"和"虚实"，其运动作势，圆活如环之无端，循环往复，每个拳式都蕴含"开与合""圆与方""卷与放""虚与实""轻与沉""柔与刚""慢与快"等阴阳变化之道，并在动作中有左右、上下、里外、大小和进退等对立统一、圆活一致的太极之理。太极拳的功法特点是"势正招圆，阴阳相济；神注桩中，意随桩动；呼吸均匀，舒展柔和"。练功要领在于"心静神宁，神形相合；松静圆润，呼吸自然；以腰为轴，全身协调；步法灵活，虚实分明"。

八段锦：我国传统的养生功法。八段锦的名称是将该功法的八组动作及效应比喻为精美华贵的丝帛、绚丽多彩的锦绣，以显其珍贵，称颂其精练完美的编排和良好的祛病健身作用。八段锦具有调节肺气、畅通心脉、延年益智之功效，适合气虚者练习。练习歌诀："两手托天理三焦，左右开弓似射雕；调理脾胃须单举，五劳七伤往后瞧；摇头摆尾去心火，两手攀足固肾腰；攒拳怒目增气力，背后七颠百病消。"八段锦的功法特点是"脏腑分纲，经络协调；神为主宰，形气神合；对称和谐，动静相兼"。练习要领是"松静自然，形息相随；动作准确，圆活连贯"，并且强调调息、调身、调心三者相互结合。

五禽戏：古代传统导引养生功法的代表之一，具有悠久的历史。它是通过模仿五种动物——虎、鹿、熊、猿、鸟的动作而编创成的导引功法。具有消谷气、益气力的功效。东汉时期的华佗将以前的功法进行了系统的总结，并组合成套路，通过口授身传进行传播。该功法通过模仿不同动物的形态动作及气势，结合意念活动，能起到舒经通络、强健脏腑、灵活肢体关节的功用。五禽戏的功法特点是"模仿五禽，形神兼备；动静结合，练养相兼"。练习要领是"动作到位，气息相随；以理作意，展现神韵"，注重形、气、神三者的统一。

易筋经：我国传统的养生保健功法之一，相传为印度达摩和尚所创，宋元以前仅流传于少林寺僧众之中，自明清以来才日渐流行于民间，且演变为数个流派。该功法重视姿势、呼吸与意念的锻炼，按人体十二经与任督二脉之运行进行练习，锻炼起来，气脉流注合度，流畅无滞。通过形体的牵引伸展来锻炼筋骨、筋膜，调节脏腑经络，达到强筋健骨、和畅经脉、增强体质、延年益寿的目的。易筋经的功法特点是"抻筋拔骨，形气并练；疏通夹脊，刺激背俞；舒展大方，协调美观"。练习要领是"神注桩中，形神合一；自然呼吸，动息相随；虚实相间，刚柔相济"。

六字诀：在呼气的同时，结合默念"嘘、呵、呼、呬、吹、嘻"六个字的读音进行锻炼的气功功法。这是由古代流传至今的一种功法。古人认为六个字中，每个字对应一个内脏，亦即五行配五脏。其中嘘字配肝、呵字配心、呼字配脾、呬字配肺、吹字配肾、嘻字配三焦。并认为练功时，念不同的字可以治疗相应脏腑的病变。可取平坐或自然站立姿势，稍低头。先放松心身入静，呼气的同时念相应的字音，但不要发出声音。呼气结束后，稍仰头以鼻吸气。如六个字都练，每字可念 6 ~ 12 次。如单练一字，可念 36 次。每日练 1 ~ 2 次。可以按照静功方式不配合动作练，也可配合一定的动作练。各字的动作是："嘘"字睁开双眼，吸气时轻轻闭合。"呵"字双手轮流单举托天，吸气时放下。"呼"字做吹口哨的动作，吸气时口形还原。"呬"字双手托天，吸气时放下。"吹"字双手抱膝，吸气时双手松开。"嘻"字则配以侧卧放松的姿势（也可平坐或站立）。

第八节　食　疗

食疗又称食治，是在中医理论指导下利用食物的特性来调节机体功能，使其获得健康或愈疾防病的一种方法。食疗使用的都是我们日常生活中常见的食物，以准确搭配及精心制作而发挥其天然功效；日积月累，便协助人体激发了自我痊愈的能力，从而获得由内而外的自然健康。

中医很早就认识到食物不仅能提供营养，而且还能疗疾祛病。先秦时期，饮食疗法已受到重视并已有比较丰富的理论知识。《周礼·天官冢宰》所记医学分科中，食医和疾医、疡医、兽医并列，食医"掌和王之六食、六饮、六膳、百羞、百酱、八珍之齐"，可见食医近似今日之营养医生，并在当时已具一定规模。唐代著名医药学家孟诜的著作《食疗本草》是世界上现存最早的食疗专著，集古代食疗之大成，与现代营养学的原理相一致，对我国和世界医学的发展中做出过巨大的贡献。《食疗本草》详细收录了丰富的食疗应用，除了记录有食药的性味主治、食物宜忌外，还附有很多简便实用的食疗验方等，实用性很强，在民间得以广泛流传。近代医家张锡纯在《医学衷中参西录》中曾指出：食物"病人服之，不但疗病，并可充饥"。

中医学一贯重视饮食疗疾，并有"药食同源""寓医于食"的说法。许多食物本身就是中药，食物与中药并没有严格划分，但食疗与药物疗法则有所区别。药疗效果虽快，但药物性偏，苦口难吃，久服碍胃，故患者很难长期坚持服药。而食疗则配制得法，烹调有方，使人们乐于接受，可以长期制作服食。而且食药同用，食借药威，药助食性，相得益彰。要正确应用食疗，达到以食疗疾的目的，首先需要掌握食性。食物与药物一样，具有一定的性味。食疗正是利用食物的不同性味达到治病目的。食物同药物一样，具有寒热温凉四性，但不如药物的四性明显，一般只分成温热性和寒凉性两类，而介于两类之间的微寒、微热则归入平和性。食疗应针对不同的病证，施以恰当的配膳。

病证有阴阳、寒热、虚实之分，食物的性能主治必须与病证的性质一致。辨证施食的原则是"寒者热之""热者寒之""虚者补之""实者泻之"。对于阳证、热证患者，治宜清热解毒，宜食寒凉性食物；对于阴证、寒证患者，治宜温阳散寒，宜食温热性食物；对于虚证患者，应给予补养的食物，但要区别是阴血亏虚还是阳气不足；对于实证患者，则要辨别是哪种实邪；对于表证患者，要辨别是风寒还是风热；还应辨明疾病属于哪一脏腑，对于不同的脏腑病证，采用不同的食疗方法。"同病异食""异病同食"也是辨证施食的重要内容。食疗还可用于急性病的辅助治疗。

食疗十分重视保养脾胃。脾胃为后天之本，气血生化之源。脾胃功能的强弱，对于战胜病邪、协调人体阴阳、强壮机体、扶助正气、恢复机体功能等，具有重要的作用。

第三章——临床应用

第一节　未病调养

一、四时调养

所谓"四时"，就是一年四季。古人认为，人与天地相应，人体本身就是一个小小的天地。四时养生有着悠久的历史，不仅有着丰富的经验方法，而且有着系统的思想理论，肇始于先秦，确立于汉代，《黄帝内经》构建了四时养生的理论框架，晋唐时期有所充实完善，宋元时期获得创新性突破，明清时期更为繁荣兴盛。《灵枢·本神》早就指出："故智者之养生也，必顺四时而适寒暑，和喜怒而安居处，节阴阳而调刚柔，如是则僻邪不至，长生久视。"

中医四时养生强调人与自然的关系，即"天人合一"，自然界四时阴阳与人体五脏的生理和病理有密切关系。中华先民很早就认识到春生、夏长、秋收、冬藏的万物生长规律，故《内经》有"肝旺于春""心旺于夏""脾旺于长夏""肺旺于秋""肾旺于冬"之论;《素问·四气调神大论》提出了春三月"养生"、夏三月"养长"、秋三月"养收"、冬三月"养藏"的四时养生保健之道。说明经气运行随季节而发生变化。所以，要根据四时变化、五行生克制化之规律保养五脏，运用中医治未病适宜技术进行调养。总体来说，就是春夏养阳、秋冬养阴，又因为一年四季春生夏长、秋收冬藏，所以春天养生，夏天养长，秋天养收，冬天养藏。

因此，四时养生就是根据春夏秋冬四时阴阳变化规律，结合人体自身的体质及脏腑气血特点，合理安排精神情志、饮食起居、生活劳作等行为活动，并采取积极的调摄养护手段和方法，以达到维护健康、预防疾病、延缓衰老乃至延年益寿的目的。

（一）春季调养常用适宜技术

《素问·四气调神大论》指出，春天为天地俱生，万物欣欣向荣，推陈出新的季节。春季特点为阳气初生，以生发为主。易患"春温"及"郁病"，从西医学角度而言，易患上呼吸道传染性疾病、过敏性疾病及抑郁症，体质属气郁质、特禀质人群应格外注意调养。

1.针灸

（1）针刺:《灵枢·本输》曰:"春取络脉诸荥大经分肉之间，甚者深取之，间者浅取之。"春天阳气生发，气血升浮于外，针刺选用络脉或诸荥穴，深浅要适宜。《素问》曰："春者天气始开，地气始泄，冻解冰释，水行经通，故人气在脉。"春季应木气生发，人体内与之相应的肝气开始生长条达，肝气生发尚少，还不能深入到经脉，因此取络脉肌肉之间为度。春天应针刺五输穴，以及分肉腠理，刺出血后立即停针，病情严重的，要久久留针，等到得气并向四周传导，然后再停针。

（2）艾灸：立春，助阳生发。"打春冻人不冻水"，阳气郁积易上火，立春养阳助生发。艾灸百会、风府、风池、肝俞、胆俞，可补阳气、清热解毒。雨水，春主肝，肝脏在春季活动比较旺盛。湿邪易困扰脾胃。艾灸天枢、三阴交、足三里、风市、涌泉可以健脾利湿。惊蛰，顺时养阳，春天肝当令，惊蛰护肝正当时，背痛脚凉者，艾灸肝俞、胆俞、三阴交、足三里、肩井可补足阳气以健身。春分，要防旧疾发，百草发芽，百病发作，春分防故疾复发。春季眼病高发，调补肝肾是关键。艾灸肝俞、肾俞、三阴交、足三里可以补充肝的精气。清明，当防高血压清明之时，人体肌肤腠理舒展，五脏六腑因内外清气而润濡。艾灸神阙、关元、气海、涌泉，可以预防高血压。谷雨，三月百虫生，风热感冒也流行，人之气与自然界相通，艾灸足三里、天枢、大椎，可以清肺热、防感冒。

2. 推拿按摩　立春，疏肝养阳正当时。"春三月，此谓发陈，天地俱生，万物以荣"，春季以养肝为先，春季是发散的季节，最有利于肝气疏发，这时候养肝最佳。

太冲穴：所属经络为足厥阴肝经，位于足背侧，第一、第二趾跖骨连接部。以手指沿拇趾、次趾夹缝向上移压，压至能感觉到动脉应手，属足厥阴肝经穴，揉太冲穴可给心脏供血，对情绪压抑，生闷气后产生的反应有疏泄作用。配合太冲穴向行间穴方向推，起消除肝脏郁结的作用。

风池穴：所属经络为足少阳胆经，位于后颈部，后头骨下，两条大筋外缘陷窝中，相当于耳垂平齐。"风为百病之长"，风池对于抵御和排出风寒外邪有着不可替代的重要作用。它可以祛风散寒、疏通经络，治疗感冒、头痛、鼻塞等受外邪引起的各种疾病。经常保持一个姿势不动容易患颈椎病，按揉风池可以宣畅经气、舒筋活络，对颈椎病、颈项强直、疼痛等病症有很好的预防作用。按压风池穴配合太阳穴还可以缓解疲劳。

迎香穴：所属经络为手阳明大肠经，位于人体的面部，鼻翼旁开约1cm的皱纹中（鼻翼外缘中点旁当鼻唇沟中）。用两手的食指按住鼻翼两侧的迎香穴，并且按照顺时针和逆时针的方向各搓摩36次，会有酸胀感向额面放射。迎香穴为体表的感风之处，也是停风之处，为治风之穴，经常按摩可以祛头面之风，散颠顶之寒，从而增强人体抵抗病菌的能力，还可以促进鼻周围的血液循环，使气血畅通，外邪不容易侵入体内，以对抗病菌的侵入。春季是流感的高发季节，做好预防工作显得非常重要。揉搓迎香穴对感冒症状的消除及预防皆有一定的作用。

3. 贴敷　春季以中药内服结合穴位贴敷调理脏腑功能，生发阳气，可提高机体抵抗能力，减少疾病的发生。还可促进小儿的生长发育。

4. 膏方　春季宜用益气疏肝、扶正固表膏方。风邪为春季之主气，风为百病之长，无孔不入，致病广泛；五脏化五气，肝对应于春季。因此春季膏方应以健脾益气、疏肝理气为主。临证可选用四君子汤、玉屏风散等。同时，春季是万物复苏的季节，花粉、尘螨等过敏原弥漫于空气，因此春季是过敏性疾病的好发季节。医师遣方用药之时，可加用益气祛风、养血和血之品，如蝉蜕、僵蚕、蕲蛇、防风、地肤子等具有抗过敏功能的中药，亦可合用消风散、当归饮子等。

5. 饮食调养　春季属木，肝气升发，阳气初生，因此饮食上应选择利于阳气、肝气生发之品。五味中酸味入肝，具有收敛之性；辛味发散，利于阳气、肝气的生发；甘味入脾属土，能缓急补脾。春季应当少食酸味，多食辛味，以利于阳气和肝气的生发。春季肝木旺盛易克脾土，则多食甘味以养脾气，这就是春季五味选择的一般原则。故《黄帝内经》有"肝主春……肝苦急，急食甘以缓之……肝欲散，急食辛以散之，用辛补之，酸泄之""肝色青，宜食甘"。值得注意的是，五味的选择应当适度，切不可太过或不及，甘味食用过多则会生痰。辛味发散，如果食用过多则会使阳气发散太过而受到损害。同时须辨清身体情况，如阳气生发太过则应当减少辛味而适当增加酸味以收过散之阳气；又如其人素体肝虚，在五味的选择上则有所不同，可多食酸味以养肝气。总之，春季五味的选择在遵循省酸、增甘、增辛一般原则的基础上，还要具体情况具体分析，切不可拘泥。

春季在饮食上应由冬季的厚盛转为清淡，多选用一些性味甘平或甘凉的时鲜蔬菜和食品，如春笋、芹菜、荠菜、菠菜、胡萝卜、荸荠，以及海蜇皮、海带、海参等，以清泄内热，平降肝气，不致使肝阳升发太过，维持体内外环境的统一，还可以清除肺部积痰，以宽胸畅气。推荐食用粳米饭、枣、牛肉等甘味食物。

同时注意尽量避免面团、黏冷肥腻等难以消化、易伤脾胃的食物。不宜肥甘厚味，以免阻滞肠胃，酿生痰热。不宜温热类食物及辛辣类调味品，以免助热动火，触发肝阳上亢。忌辣椒、胡椒、花椒、羊肉。酒也应少饮，以防上逆之火。此外，瓜果蔬菜等，应当选择当令的食用，食用不当令的食物易损伤人体，甚至生病。还要注意春季肝气旺盛，肝木太过易克脾土，因此不可再补肝。

6. 情志调摄 春季万物生发，阳气逐渐上升，肝气旺盛，肝在志为怒，因此春季容易出现愤怒情绪。春季在情志方面要保持精神的舒畅，注意戒怒，防止暴怒忧郁导致肝气郁结、肝脏系统的生理功能异常、气血运行异常、气机失调等情况。

7. 起居调养 起居上，春季应夜卧早起，保证充足睡眠，防止春困，适时入睡，入睡时间不宜超过晚上 11 点，这样有利于机体阳气的生长。宜多晒太阳，开窗通风，及时打扫房间卫生，保证居室空气清新。衣着宜宽松舒展，同时柔软保暖，"春不忙减衣"，应该逐渐减少衣服。春季是天地交欢之时，可以适当行房以释放情欲，但切不可纵欲。可纵情游览山川名胜，使心思分散在美景上，保持精力饱满。如过敏，需避免接触过敏原。

8. 运动调养 春季阳气升发，散步、太极拳、八段锦等活动可使肝气得以疏泄，并助阳气的升发，此乃肝主升发和春季发陈的特点相适应，所谓"天地俱生，万物以荣"。春季也适宜进行户外锻炼运动，如外出踏青。运动前进行充分热身及拉伸运动。

（二）夏季调养常用适宜技术

《素问·四气调神大论》指出，夏天为阴阳两气相交，万物荣华充实，繁茂秀丽的季节。夏季特点为阳气盛隆，阳气在外。易患"中暑"及"泄泻"，从西医学角度而言，易患热射病、易发生腹泻，气虚、湿热体质者应格外注意调养。

1. 针灸

（1）针刺：根据《灵枢·本输》"夏取诸俞"的说法，夏天气血旺盛，脉气外浮，针刺诸俞和孙络。"夏者经满气溢，入孙络受血，皮肤充实。""长夏者经络皆盛，内溢肌中。"夏季应火气当令，人体内与之相应的心气也开始旺盛起来，随着阳气日盛，热气熏蒸分肉，向内进入经脉，因此夏季应取盛经分腠。夏天应该针刺腧穴，刺出血后立即停针，等邪气完全外散后，用手按闭针孔。

（2）艾灸：立夏，养心正当时。《黄帝内经》特别强调夏季"更宜调息净心，常如冰雪在心，炎热亦于吾心少减。不可以热为热，更生热矣"。夏季心火旺，艾灸足三里、三阴交、关元、中脘、天枢、脾俞可以养心败火。小满，除湿正当时。小满湿热重，需当心风疹。艾灸脾胃区域可以除湿、除内热、除湿邪。芒种，谨防梅雨伤。《本草纲目》曰："梅雨或作霉雨，言其沾衣及物，皆出黑霉也。"艾灸肝俞、肾俞健脾祛湿。夏至，是阳气最旺的时节，养生要顺应夏季阳盛于外的特点，注意保护阳气。艾绒汗蒸可以调理脾胃，清暑利湿。小暑，避暑湿。道家思想认为，"我命在我不由天，善于养生的人长寿，不会养生的人早亡"。小暑谨防暑湿至水肿。艾灸丰隆、承山、会阴可以健脾祛湿。大暑，冬病夏治的好时机。艾灸关元、足三里、背部俞穴对于那些每逢季节发作的慢性疾病，如慢性支气管炎、肺气肿、支气管哮喘、腹泻、风湿痹证等阳虚证，夏季是最佳的治疗时机。

"三伏灸"：三伏灸是天灸疗法中的一种，因其选在每年的三伏天进行治疗，所以称为三伏灸。该法是依据《内经》"冬病夏治""春夏养阳"理论，结合运气学说和经络学说在临床上的具体运用而来。"三伏灸"适宜的介入时机是发挥"三伏灸"效力的一个关键条件。三伏之时为自然界天地阴阳之气升降变化及阴阳消长的转折时期，是阴阳升降由量变到质变的关键时刻，人体与自然相应，人的生命活动依据自然界的阴阳消长变化而变化。因此，节气或四时的更替交接之时也是对人体影响最大、疾病转归与演变表现最突出的时期。临床可见四时阴阳之气变动剧烈之际，也是年老、体弱、虚衰的人群加重病情、诱发宿疾或易生新病的时期。若能在这个关键时期，应用某种方法扶助正气，激发机体的潜能或应变能力，则有助于防病保健。

2. 推拿按摩 《黄帝内经》曰："火热为夏，内应于心，心主血，藏神。"故夏季养生的重点在于温补阳气、养心，在于精神调摄，保持愉悦而稳定的情绪，勿要大悲大喜，神气充足则人体的功能旺盛而协调，神气涣散则产生病象。七情过激皆可伤心，也直接伤及内脏，影响脏腑气机，导致疾病的发生，在这个意义上，夏季养神就显得极为重要。

内关穴：所属经络为手厥阴心包经，为八脉交会穴之一，一穴多用，有广泛的适用范围。内关穴位于前臂掌侧，当曲泽与大陵的连线上，腕横纹上2寸。心包是心脏的包膜，它可以疏通经络，改善心脏供血，治疗各种各样的心脏疾患，比如心悸、胸痛、胸闷等；它可以降胃气，配合足三里穴治疗胃痛、呃逆、呕吐、打嗝；可以镇静安神、滋阴降火，配合神门穴、三阴交穴治疗失眠、烦躁、内热、掌心发热、出汗等病症。经常揉按内关穴对于各类心脑血管疾病、肠胃功能紊乱、神经衰弱等都有很好地预防和治疗效果，重按内关穴还可有效防治晕车。

长夏属土，主脾胃，脾恶湿、胃恶燥，湿又有黏滞之性，故长夏多患脾胃病，致使脾脏升清降浊功能减低，出现食欲不振、乏力、腹泻等症状，调养之法宜清热祛湿，健脾和胃。

足三里穴："足阳明胃经"的主要穴位之一，位于小腿外侧，犊鼻下3寸，犊鼻与解溪连线上。人体保健第一大穴。主治胃痛、呕吐、腹胀、肠鸣、消化不良、泄泻、便秘、痢疾、疳积、癫狂、中风等。脾胃是后天之本，经常按揉足三里有调节机体免疫力、增强抗病能力、调理脾胃、补中益气、通经活络、疏风化湿、扶正祛邪的作用。足三里也是艾灸的常用部位，"若要身体安，三里常不干。"常灸足三里可增强免疫功能、益寿强身，对肠胃、心血管系统等有防治作用，艾灸足三里可以预防中风，发病后及早艾灸有助于瘫痪肢体功能恢复。

中脘穴：属奇经八脉之任脉，在腹部正中线上，胸骨下端与肚脐连接线中点处，按压时会有酸痛感。胃不好的人可以常按中脘穴。急性胃刺痛患者可点按中脘穴，用手指按压10秒，松开，再压，如此反复，三五分钟就可缓解症状；慢性胃不适患者可按揉中脘穴，手掌轻揉，可促进消化；急性胃肠炎患者在按揉中脘穴的同时，还可以按揉天枢穴、大巨穴以配合治疗。

"春困秋乏夏打盹"，夏季疲乏让很多坐办公室的人痛苦不堪。中医认为，"夏打盹"主要与暑湿有关，长夏期间湿气比较重，脾又主湿，而脾湿最大的特点就是会让人感觉困乏，可以通过自行按摩百会穴、太阳穴、风池穴等方法进行"自醒"。

太阳穴：在中医经络学上被称为"经外奇穴"，位于眉梢与眼外角连线中点，向后约一横指的凹陷处。用双手拇指或食指分别置于两侧太阳穴，轻柔缓和地环形转动，持续30秒。此法适用于各种人群，但注意不可用力过度，感觉酸胀即可。一般按摩的次数可多可少，可视大脑疲劳的程度调整。

百会穴：所属经络为督脉，位于头顶正中的最高点，是手足三阳经及督脉阳气交会之处。按摩这里可以提神醒脑、升举阳气。用双手拇指或食指叠按于穴位，缓缓用力，有酸胀感为宜，持续30秒，同时可做轻柔缓和的环形按揉，反复5次。

风池穴：所属经络为足少阳胆经，位于项部，枕骨之下，与风府穴（后发际正中直上1寸）相平。保持身体正直，两手拇指分别置于两侧风池穴，头后仰，拇指环形转动并按揉穴位1分钟，可感到此处有明显的酸胀感，反复5次。这是足少阳胆经的穴位，按摩它除了可以提神外，还能缓解眼睛疲劳，特别是对长时间在电脑前工作或长时间伏案的人，效果更好。

炎热的夏季，各种"夏季高温病"频繁侵袭着人们。想要预防夏季高温病，常按"四冲穴"，即太冲、少冲、中冲、关冲四个穴位，可以预防夏季高温病。还可配合取人体的一些"急救穴"，如人中、大椎、合谷足三里等穴位，按压揉擦数分钟，可加强清热消暑的功效。

3. 贴敷 夏季通过中药内服、穴位贴敷等方法可帮助人体阴气生长，治疗某些热性疾病，如便秘、口舌生疮及皮疹等疾病。

"三伏贴"：是一种膏药，也是一种传统中医的治疗法，结合中医的针灸、经络与中药学，以中药直接贴敷于穴位，经由中药对穴位产生微面积化学性、热性刺激，从而达到治病、防病的效果。三伏贴根据中医"冬病夏治"的理论，对一些在冬季容易产生、复发或加重的疾病，在夏季进行扶正培本的治疗，以鼓舞正气，增加机体抗病能力，从而达到防治疾病的目的。

三伏贴可疏通经络，调理气血，宽胸降气，健脾和胃，鼓舞阳气，调节人体的肺脾功能，使机体的免疫功能不断增强，从而达到振奋阳气、促进血液循环、祛除寒邪、提高卫外功能的效果。三伏贴适用于支气管哮喘、慢性支气管炎、支气管扩张、慢性咽炎、鼻炎、慢性阻塞性肺疾病、反复上呼吸道感染、肺气肿、肺心病等呼吸系统疾病。

但要注意，肺炎及多种感染性疾病急性发热期不适宜三伏贴治疗；有严重心肺功能疾病的患者、对药物过敏者，皮肤有疱、疖，以及皮肤有破损者、疾病发作期（如发热、正在咳喘等）患者，不宜进行贴敷治疗。

4. 膏方 夏季宜用清心降火之清补膏方。火为夏季主气，暑热难耐，长夏多湿，心对应于夏季，故夏季多见暑热耗气伤阴、暑热夹湿、暑热扰乱心神之象。临床上常见身热口渴、汗多神疲、体倦乏力、口燥咽干等暑热耗气伤阴之症，心烦失眠、情绪急躁等暑热扰乱心神之症，头重身痛、腹痛吐泻、胸脘痞闷等暑热夹湿之症。《素问·四气调神大论》云："夏三月，此谓蕃秀，天地气交，万物华实，夜卧早起，无厌于日，使志无怒，使华英成秀，使气得泄，若所爱在外，此夏气之应，养生之道也。逆之则伤心。"说明夏季膏方应以清热养心、疏肝理气、益气养阴为主。临证可选用生脉饮、天王补心丹、六味之辈。

5. 饮食调养 夏季属火，心主夏，心火旺于夏季，苦味属火，辛味属金，火能克金，故夏季应当减少苦味的摄入以免心火过盛，多摄入辛味助肺金以免被心火乘之。《黄帝内经》载有"心主夏……心苦缓，急食酸以收之""心色赤，宜食酸"的说法。夏季应适当摄入酸味以助心气。关于五味的选择，夏季亦与春季一样，应视具体情况而定，在省苦增辛增酸的基础上，根据个体体质等具体情况作出调整。对于素体心气虚弱的人，则应适当摄入苦味以补心气。

长夏属土，脾旺于长夏，气候多湿，脾苦湿，因苦能燥湿、渗湿，故可适当食苦味食物。《黄帝内经》曰："脾苦湿，急食苦以燥之。"肾属水，土克水，肾水易被脾土所伤，且甘味属土，甘多伤肾，因此长夏时，应该减少甘味而多食咸味食物，从而补养肾气、避免脾气太盛，也可以适当增加苦味食物的摄入，减少甘味食物，以祛湿、补肾、调脾。对于素体脾虚者，则应当趁长夏脾脏当令之时，选用甘味以补脾之不足。

夏季饮食宜淡，在品种上以素为贵，可选用甘寒的蔬菜瓜果，如番茄、黄瓜、丝瓜、冬瓜等，这类蔬菜均能清热止渴、生津解暑。宜食酸甘食物，以开胃生津。推荐食用麻、犬肉、李等酸味食物。也宜食干雉肉、干鱼肉，最好用狗油烹调，犬属金，夏属火，火克金，故用狗油可避免肺金被伤。由于天气炎热，人体出汗较多，体内水分大量耗损，因此在饮料上，应选用清热、解暑生津、除烦止渴的酸梅汁、柠檬汁、苹果汁、葡萄汁、菠萝汁等以补充消耗，解除疲劳，提高食欲。此外，百合甘苦寒，能清热安神，夏季饮糖水并用百合，亦可起到清热除烦、消除精神疲劳的作用。而豆制品食物，如豆腐、百叶等，以及海藻类食物、菌类食物，亦属需要。由于夏季昼长夜短，体力消耗也比较大，故还需要补充一些营养丰富的食品，适当吃一些肉类、鱼类、蛋类是很有必要的。此外，在暑期梅雨季节，阴雨连绵，湿气充斥，人体易患湿病，此时饮食上还应选用甘淡利水渗湿的食物，如冬瓜、茯苓、赤小豆、绿豆等。夏季多吃一些大蒜和醋，是很有好处的，一方面可以开胃、增进食欲，另一方面还能杀灭细菌，减少人们患肠道病的机会。夏令菜肴还应注意清淡爽口，色泽鲜艳和食品卫生，少食肥腻性食品，同时佐以辛香调料，以增强食欲，在烹调方法上宜采用凉拌、清蒸等方法。

切忌冰水、冷饮等，以免腹中受寒，损伤脾阳，应在温暖易消化的饮食为主，以保持腹中温暖。不宜进热性食物，以免助热动火。不宜辛散开泄太过，以免耗气伤津。瓜茄生菜、油腻等易凝滞气机的食物亦当少食。同时注意避免进食容易生湿的食物，以免困伤脾胃。长夏也应注意饮食不可过饱，尤其是晚上，过饱则可能损伤脾胃的运化功能，还容易产生痰湿。还要注意夏季心火太盛亦克肺金，因此不可再补心。

6. 情志调摄　夏季阳气旺盛，天气炎热，心脏当令，腠理开泄，应顾护阳气，防止其外泄。由于天气炎热，人容易出现烦躁易怒的情况，应当保持内心平静，以免损伤心神，所谓心静自然凉。还应关注外界。炎热还容易使人耗散精力，因此应当保持安逸，使恬淡虚无，精神内守。《素问·生气通天论》曰：

"大怒则形气绝，而血菀于上，使人薄厥。"心在志为喜，"心气虚则悲，实则笑不休"。喜易伤心，大喜易使心火亢盛失去抑制，从而对血脉造成损伤，导致心脏疾病的产生。

7. 起居调养 起居上宜晚睡早起，增加午睡，使精力充沛，体内气机宣畅。保持室内环境清凉，但要避免空调直吹或温度过低。常沐浴，使用温水，慎用冷水。衣着宜宽松透气。同时注意防暑降温，避免高温时室外劳作。房事可较春天多，但不可纵欲，需要节制。

8. 运动调养 夏季可顺应太阳早出晚归的自然规律，可选择晨跑、夜间乘凉散步；气候炎热，游泳也是夏季养生不二的选择。运动量要适中，避免过度疲劳，运动后注意补充饮水。运动养生要防止中暑，避免阳气过泄。

（三）秋季调养常用适宜技术

《素问·四气调神大论》指出，秋天为天气以急，地气以明，大地处于收容平定状态的季节。秋季特点为阳气收敛下降，以收为主。易患"温燥"和"凉燥"，从西医学角度而言，易出现上呼吸道感染和慢性疾病急性发作，体质阴虚者应格外注意调养。

1. 针灸

（1）针刺：根据《灵枢·本输》"秋取诸合"的说法，秋天人体气血衰弱，宜用合穴补益。《素问》曰："秋者天气始收，腠理闭塞，皮肤引急。"秋季应金气当令，人体内与之相应的肺气开始敛肃收杀，秋季金气旺盛时，夏天的火气便会衰退，阳气初步内潜于经脉的合穴，阴气刚刚偏盛，还不能深入，所以应取俞穴以泻阴邪，取合穴以泻阳邪。秋天应该针刺皮肤，顺着分肉的纹理而刺，待患者的神色好转后停针。

（2）艾灸：立秋，养脾胃。秋来"伏"不去，祛湿养脾胃。《素问·金匮真言论》有"秋气者病在肩背"的说法。立秋养收，以顺应天地之气。艾灸各个关节、脾俞、足三里、丰隆可以祛湿养胃。

处暑，防温燥。秋三月，谓之容平，自然界景象因万物成熟而平定收敛。

白露，当养阴。艾灸血海、内关、神阙、关元、气海、天枢预防着凉泻肚，养阴。

秋分，防燥凉。艾灸气海、中脘、关元、天枢、足三里、三阴交可保养肺阴、护肺和养阴。

寒露，防寒凉。"白露身不露，寒露脚不露。"孙思邈在《千金要方》中说："每（年）八月一日已（以）后，即微火暖足，勿令下冷无生意，常欲使气在下。"意即每年农历八月初一以后，很快进入深秋和寒冬季节，应当重视足部保暖，防止下肢受寒。艾灸涌泉、足三里、三阴交，可以保持下身暖和。艾灸肩井、天宗可防肩周炎。

霜降，宜进补。脾是生痰之源，肺是贮痰之器，痰湿产生的根源在于脾胃功能失调，所以从根本上祛湿就要健脾。"脾为气之源，肾为气之根"，气虽出于肺，但却是根于肾的，霜降进补，调养脾胃是关键。谚语有"补冬不如补霜降"。艾灸风门、风池、肺俞、肾俞、中脘、天枢、足三里可化痰祛湿。

2. 推拿按摩　秋季是燥气主令，"燥胜则干"，燥邪伤人，易伤人体津液；肺为娇脏，喜润恶燥，燥邪伤肺，轻则干咳少痰，痰黏难咯，重则肺络受伤而出血，见痰中带血，故秋季养生重点在于防燥护阴。

迎香穴：所属经络为手阳明大肠经，位于鼻翼外缘中点旁开约 0.5 寸，当鼻唇沟中。该穴名意指本穴接受胃经供给的气血，有使人"闻香逐臭"的功能，因而，它可以预防和治疗各种难愈的鼻炎。此外，还可以湿润鼻腔，可以加大抵抗病邪侵袭的力量，尤其在燥邪横行的秋季。

曲池穴：属于手阳明大肠经之合穴，位于两侧肘部横纹外侧，按压上去有酸痛感。这个穴是治疗外感病常用的穴位。每日阳气最盛的时候（中午 1 ~ 3 点），按揉两侧曲池穴 2 分钟即可，具有很好的清热泻火作用。

合谷穴：所属经络为手阳明大肠经，位于手背，第 1、2 掌骨间，当第 2 掌骨桡侧的中点处。可清热解表、镇静止痛，对头面部疾病有很好的缓解和治疗作用。由于风热感冒引起的头痛发热、上火牙痛，均可通过指压合谷穴来缓解，力道以感到酸、麻、胀为宜。如果伴有发热，可用瓷汤勺刮颈后部皮肤，或用手指揪拉周围皮肤，直到发红发紫，有助于排出热毒，发热时用也可较快退热。

列缺穴：属于手太阴肺经之络穴，亦是八脉交会穴（通于任脉），位于前臂桡侧缘，桡骨茎突上方，腕横纹上 1.5 寸。其补肺益肾的功效来源于其与任脉连接。任脉本身就是阴脉之海，可以补肺肾之阴虚，对于肾阴不足引起的糖尿病、耳鸣、眼睛干涩等症有很好的调节作用。

3. 贴敷　秋分过后昼日开始变短，夜晚开始变长，阴气渐渐生长，养生宜顺应秋季阴盛于外的特点，注意勿扰阴气，秋季贴敷既可帮助人体阴气的生长，因"滋阴涵阳"，又可使人体阳气潜伏而不被外界寒气所扰。

4. 膏方　秋季宜用滋阴润燥之膏方。燥为秋季主气，肺对应于秋季，秋季常见感受凉燥、温燥的外燥证，或由于脏腑津亏液耗而致内燥证。《素问·四气调神大论》曰："秋三月，此谓容平，天气以急，早卧早起，与鸡俱兴，使志安宁，宜缓秋刑，收敛神气，使秋气平，无外其志，使肺气清，此秋气之应，养生之道也。逆之则伤肺。"加之，夏、长夏的暑、热、湿邪耗气伤阴，因此秋季膏方应以清肺润燥、滋阴生津为主。临证可选用补肺汤、益胃汤、沙参麦冬汤等。

5. 饮食调养 秋季肺金当令，辛味属金，金能克木，肝属木，其味酸。由于秋季"肺旺肝衰"，因此当减少辛味的摄入，以免肺金过胜，乘肝木或侮心火，且能避免阳气的外散，从而顺应肺脏欲收之特点，有利于肺脏之调摄。肝木在秋季易受旺盛之肺金的克制，因此需适当增加酸味的摄入，以助肝木，且有助于阳气的收敛。肺以降为顺而苦上逆，苦味可以泄上逆之气以降肺气。秋季饮食调养的原则应以适当增加酸味和苦味为主，减少辛味的摄入，以养肺补肝。但还是要根据具体情况来判断，对于素体肺虚之人，则可趁秋季金旺之时，摄入辛味以助肺气。

秋季在饮食上宜润。多选用甘寒滋润之品，如百合、银耳、山药、秋梨、藕、鸭肉、柿子、甘蔗等以润肺生津，养阴清燥。百合甘苦微寒，也能润肺养肺，素有肺病的人入秋可常服蜜蒸百合，可促进肺病痊愈。秋梨绞汁，名天生甘露饮，对于咽干咳燥、声音嘶哑、津伤口渴、燥热咳嗽、大便燥结，以及肺结核、急慢性支气管炎出现上述症状者，食之可起到生津止渴、润肺止咳、润燥通便的功效，故有"日食秋梨，功同参茸"之说。也推荐食用有润燥功效的食物，以及麦、羊肉、杏等苦味食物。也宜食小牛肉、小鹿肉，以鸡油烹调为佳，鸡属木，秋属金，金克木，故用鸡油以避免肝木被伤伐。

同时还要注意新熟的五谷不宜食用，容易引发旧疾。不可贪凉饮冷，以免发生痢疾。不宜辛热香燥及炸、熏、烤、煎等食物，以免助燥伤津。忌辣椒、花椒、胡椒、生姜、大葱、大蒜。还要注意不要再补肺，以免肺金过胜，克伤肝木。

6. 情志调摄 秋季肺脏当令，在志为悲，"自古逢秋悲寂寥"，秋季是容易出现悲伤情绪的时间，悲则气消，过度悲伤会损伤肺脏系统功能。因此在秋季当调整心态，注意保持乐观和开朗的心态，以抑制悲伤情绪的出现。调畅身体气机，防止秋季肃杀之气损伤机体脏腑气机。保持神志安宁，注意收敛神气，避免忧郁和紧张情绪。

7. 起居调养 在起居方面，提倡早睡早起，以利于阴精的收敛和阳气的舒张。随着天气转凉，逐渐增添衣物，注意腹部、颈部、肩部和脚步保暖，但是添衣不宜过多过快。房事较夏天可适当减少。可以借助秋季天气秋高气爽，与好友经常走动，使心情快乐。

8.运动调养　秋季温度适宜，可开展各种锻炼，选择多种健身方式，如长跑、登高爬山、打球等户外运动。运动前后及时补充水分。但随着天气转凉，宜适当减少运动量，避免大汗淋漓后着凉。运动时注意灵活增减衣物。

（四）冬季调养常用适宜技术

《素问·四气调神大论》指出，冬天为水冰地坼，天地万物处于闭藏状态的季节。冬季特点为阳气收藏，以闭藏为主，人体易患"寒证"。从西医学角度而言，人们易患心脑血管疾病、呼吸系统疾病，体质阳虚、痰湿者应格外注意调养。

1.针灸

（1）针刺：《灵枢·本输》曰："冬取诸井诸俞之分，欲深而留之。"《素问·四时刺逆从论》曰："冬者盖藏，血气在中。内着骨髓，通于五脏。"冬季时水气当令，人体内与之相应的肾气开始闭藏，此时阳气虚衰，阴气充盛，太阳经气随之伏于内，所以取井穴以降泄上逆太过的阴气，取荥穴以充实不足的阳气。冬天应该深刺到俞穴以下的缝隙，直达分肉腠理。

（2）艾灸：立冬，养精补肾精。"三九补一冬，来年无病痛"，"冬天进补，开春打虎"。艾灸背部膀胱经可养肾阳、补肾精。小雪，温肾阳。艾灸肾俞、涌泉、足三里可养肾，保护阳气。大雪，要温补避寒。冬属阴，大雪是一年中阴气较盛的节气。这时如果借助天气的优势养阴，则可以调整体内的阴阳平衡，尤其是阴虚的人。中医认为，水是阴中的至阴，因此隆冬之际，多喝水可养阴。大雪时节补之得当，一年不受寒。艾灸涌泉、肾俞、肺俞可温补不受寒。冬至，护阳气。冬季要关闭所有开泄的气机，即收藏。冬至一阳生，从这一天开始阳气慢慢回升了。艾灸肾俞、至阳可以保护阳气，潜藏肾精。小寒，宜养肾。中医认为"寒性凝滞，寒性收阴"。艾灸肾俞、涌泉、足三里，对养肾、保护脾胃有显著效果。大寒，润肺除燥。俗话说"三九补一冬，来年无病痛"。艾灸肺俞、大肠俞、中府，并清痰饮食，可润肺、保暖润燥。

2.推拿按摩　人体的阳气来源于肾脏，肾是生命活动的原动力，肾阳不足可出现头晕、心慌、气短、腰膝酸软、乏力、小便失禁等症状。所以冬季理应滋养肾脏，这样不仅可以防止疾病，还可以增进健康。

涌泉穴：为足少阳肾经之首，位于足底，在足掌的前1/3、弯曲脚趾时的凹陷处。民间有"三里涌泉穴，长寿妙中诀；睡前按百次，健脾益精血"的说法。每日洗脚后，用双手大拇指摩搓两足底涌泉穴10分钟左右，有助于睡眠。神经衰弱的人，可将时间延长为半个小时。天气转暖后，可赤脚或穿袜在鹅卵石路上散步，刺激涌泉穴。

命门穴、肾俞穴：命门者生命之门，属督脉，是人体的后丹田。位于后背两肾之间，在腰部，第2腰椎棘突下凹陷中，后正中线上，与前面的神阙穴相对，为两肾所生的元气出没督脉的门户，生命气化的根本。中医养生注重"精、气、神"的保养，肾者藏精，气在气海。肾俞穴是足太阳膀胱经的腧穴之一，位于腰部，当第2腰椎棘突下，旁开1.5寸。按摩命门和肾俞可以壮腰强肾、舒筋活络，是强肾健体的好方法。把两手掌对搓发热，紧按腰眼，用力向下推摩到尾骶部，然后再向上反复按摩，这样不仅可以放松腰部肌肉，持之以恒坚持锻炼还可温肾壮阳，增强性功能，治疗阳痿早泄、月经不调、带下等各种病症，还可强肾固体，防治腰椎病、腰肌劳损、风湿病等，迅速恢复体力。

3. 贴敷　冬至起，给予中药膏方调理及穴位贴敷，温阳填精，可增强体质虚弱者体内的阳气以抵抗寒邪，减少疾病的发生。冬季天气寒冷，用药物贴敷穴位不仅能够帮助机体抵抗外邪，预防疾病，还能巩固夏日"冬病夏治"贴敷的效果，还能控制疾病的发作，达到冬夏皆治的目的，使患者获得更理想的疗效。

"三九贴"："三九"即为二十四节气"冬至"后的三个九天，在节令上为"大寒"，是一年中最冷的时间段。"三九贴"指的就是在每年的三九天用中药外敷特定的穴位，以达到祛除和预防呼吸道疾病的一种中医传统外治疗法。在疾病的治疗过程中，选在"三九"时节进行穴位贴敷，是将人体阴阳与四季气候特点有机结合，扶正祛邪，调补阴阳，提高机体免疫力，会有事半功倍之效。

"三九贴"不同于"三伏贴"，两种贴敷的共同点都是运用辛温发散的药物来提振人体的阳气，增强人体的抵抗力，提高免疫力，达到去除体内寒邪、防治"冬病"的目的。不同之处在于，三伏天阳气最盛，且有暑湿困扰人体，在辛温发散的药物中酌加化湿解表药进行贴敷，利用自然界阳气最旺时，助阳化湿、驱除体内宿寒为主。而三九天时阴气最盛，阳气内敛衰微，此时贴敷，重用辛温发散的药物，以提升人体阳气及御寒为主。中医传统理论认为，"三九贴"是"三伏贴"的延续，对于患慢性胃炎、慢性腹泻、结肠炎、功能性胃肠疾病、脾胃虚弱或虚寒者、胃痛、消化不良、消化性溃疡等慢性胃肠疾病，以及呼吸道疾病、体虚感冒咳嗽、免疫力低下，处于亚健康状态等患者更适合。"三九贴"不仅能够帮助人体预防疾病，而且也会对夏季"三伏贴"的疗效起到加强和巩固的作用。孕妇、年老体弱、皮肤过敏、处于疾病急性发热期的人应慎用或禁用。即使夏天没有贴"三伏贴"，冬天仍然可以贴"三九贴"，"三九贴"是一个连续治疗的过程，应按疗程贴敷，连续贴敷 3 年，疗效更佳。期间忌食生冷、辛辣、油腻、海鲜等物，注意保暖。

4. 膏方　冬季宜用益气温阳、补肾填精之膏方。寒为冬季主气，肾对应于冬季，寒主收引，易伤阳气。冬季常见感受外寒而致寒邪客胃、寒阻经络，或由于脾肾阳虚而致里虚内寒之证。冬季阳气内藏，阴精固守，是进补的好时机。《素问·四气调神大论》曰："冬三月，此谓闭藏，水冰地坼，无扰乎阳，早卧晚起，必待日光，使志若伏若匿，若有私意，若已有得，去寒就温，无泄皮肤，使气亟夺，此冬气之应，养生之道也。逆之则伤肾。"因此冬季膏方应以益气温阳、补肾填精为主，辅以血肉有情之品，兼顾阴阳。临证可选用河车大造丸、七福饮、还少丹、大补元煎等。

5. 饮食调养　冬季属水，肾脏当令，其味咸。冬季肾水旺盛，心火易受旺盛之肾水制约，因此应减少咸味，使肾水不致过旺，增加苦味以养心，使心不被乘。《黄帝内经》曰："肾欲坚，急食苦以坚之，用苦补之，咸泻之。"指出肾主封藏而欲坚实，苦味能使肾气坚实，故说用苦味补；咸味能软坚，故说咸味泻。所以冬季适当增加苦味，减少咸味的摄入，有助于使肾气坚实。虽然冬季应当增加苦味的摄入，但亦不可过量，因"多食苦则呕逆而齿疏"。此外，冬季还可适当增加辛味的摄入，因"肾苦燥，急食辛以润之，开腠理，致津液通气也……肾色黑，宜食辛。黄黍、鸡肉、桃、葱皆辛"，但因辛味能发散，多食则不利于阳气的潜藏，而有悖于冬季养藏之原则。

为了提高人体的抗寒能力和机体的适应性，冬令进补十分重要。宜选用动物类血肉有情之品，如羊肉以温肾壮阳，龟肉、鳖肉、猪肉、海参等以补益肾中精气。冬季进补还须因人而异，对于老年及体质虚弱的人，应适当多吃一些产热量高和蛋白质含量较高的食品，如牛奶、蛋类、鱼类。宜用炖、焖、煨等烹调方法，以利脾胃运化吸收。脾胃及内脏虚弱者，可选用甲鱼、猪蹄等食物进补，凡虚痨怔忡、不思纳食者均宜。也推荐选择易于消化且营养丰富、补益脾肾的食物，以及黄黍、鸡肉、桃等辛味食物。蔬菜在冬季也特别重要，维生素 C 不仅能增强抵抗力和预防感冒，对心血管还有保护作用。多食温暖稠粥等能使人温暖的食物，既可保持温暖，又可补益脾肾。宜适量饮酒，如人参酒、枸杞子酒、三鞭酒等，酒性属热，为纯阳之物，可以起到御寒气、通血脉的作用。可在早晨先稍饮酒，然后再食粥。

同时还要注意避免进食容易损伤肾脏的食物。不宜生冷寒性及滑利性质的食物，以免损伤肾阳。

6. 情志调摄 冬季，肾脏当令，天气寒冷，万物凋零，容易使人出现情绪低落的状态。肾在志为恐，冬季应保持心态平和，减少心情刺激，维持脏腑气机平衡。因此应当注意避免抑郁的情绪。保持精神宁静安稳，情绪含蓄不外露，及时调摄不良情绪，防止季节性情感失调症。可以尝试通过改变心态使自己处于满足的状态，"若已有得"来使自己快乐。

7. 起居调养 冬季寒冷，万物藏匿，阳收阴长，在起居方面，冬季应顺应阴阳规律早睡晚起，保证充足睡眠时间。注意防寒保暖，避免低温时室外劳作。保持室内环境温暖，但不宜过暖，与外界气温相差不宜过大。有机会可多晒太阳。衣着上应该以暖、软为主，防风防寒，但不宜过暖。切忌过度运动和房事，保存机体阳气，避免耗散肾精。

8. 运动调养 虽然冬季天气寒冷，但也要适量运动，避免气滞血瘀，阳气不升，机体免疫力下降。锻炼可以室内运动为主，若在室外锻炼则要注意预防感冒和冻伤，避免在大雪、雾霾等恶劣天气中锻炼或长时间外出。避免大汗淋漓。运动时注意灵活增减衣物。

二、体质调养

体质是人体生命活动的一种重要表现形式。对体质的认识历史悠久，我国秦汉时期《黄帝内经》也有大量关于体质的相关论述。不同的历史时期、不同的地域，各医家对体质都有着各自精辟的见解，为当时人类健康的维持、疾病的预防、诊治及康复做出了不可忽视的贡献。体质是在先天遗传和后天获得的基础上所形成的，是个体在形态结构、生理功能、心理状态方面综合的、固有的、相对稳定的特性。先天因素与后天因素的多样性、复杂性使个体体质存在明显的差异；而对同一个体而言，在生命过程中不同的时期，在先天因素与后天因素共同作用下，其体质特点也是动态可变的，所以体质具有明显的差异性和可变性特征。随着当今医学界对"个体化诊疗"的倡导，医学模式呈现从以"病"为中心转向以"人"为中心的发展趋势。中医体质学运用免疫遗传学、生物信息学、流行病学调查等方法，同样证实了体质差异性和可变性的客观存在，这就使体质的调节成为可能。

（一）气虚体质常用适宜技术

气虚体质是指当人体脏腑功能失调，气的化生不足时，肺脏功能和脾脏功能弱，易出现气虚表现，常表现为语声低微，形体消瘦或偏胖，肌肉松软不实，面色苍白，气短懒言，精神不振，体倦乏力，常自汗出，动则尤甚，舌淡红，舌边有齿痕，苔白，脉虚弱。心理特征为性格内向，情绪不稳定，胆小不喜冒险。气虚体质多因先天禀赋不足、长期饮食失调、情志失调、久病、劳累之后，年老体弱引起心、肺、脾、肾功能损伤，因心主血脉，肺主一身之气，肾藏元气，脾胃为"气生化之源"，因此气虚体质易导致推动血液运行作用减退，体内气的化生不足，机体防御外邪，护卫肌表，维护内脏位置功能减退的病证发生。

气虚体质者平素抵抗力弱，卫表不固，对外界环境适应能力弱，不耐受风、寒、暑、湿邪。因各种病因而发病，因心、肺、脾、肾气虚部位不同而并见不同的症状。易患感冒、气虚眩晕、内脏下垂，妇女分娩后易患产后虚羸、产后目病等，病后抗病能力力弱，易迁延不愈。调养以补气养气为总治则，还应针对脏腑辨证，分别选用补脏腑之气的方药。根据气血同源理论，适当加用补血药。

1. 针灸

（1）针刺：气是推动血液运行的动力，气的运动体现为气机升降，故而通过针刺调气机升降，可调理血流的变化，以达到治疗的目的。如气虚盛者，针刺不易得气，常先选用气海、建里等穴来益气补气，再对症针相应的穴位，治疗方能迅速奏效。如以外邪为主者，可先选用外关、阳池等穴疏泄邪气，再针相应穴位，有利于祛邪扶正。

（2）艾灸：灸法不仅可以培补元气，还可升举阳气，抵御外邪，非常适合气虚体质的人群。

气虚体质者常用艾灸穴位：中脘穴，可温运脾阳、补中益气；足三里穴，有益气增力、健脾益胃的作用；气海穴，具有培补元气的作用；关元穴，具有培元固本的作用；神阙穴，有培元益气、温肾健脾的作用。

也可以根据具体情况，进行穴位搭配：经常腹胀、消化不良、便烂者，取中脘、天枢、足三里；经常感冒，打喷嚏、鼻子发痒者，取风门、肺俞、脾俞、足三里；经常疲劳倦怠，舌头齿痕明显者，取神阙、气海、膈俞、脾俞。

2. 推拿按摩

中脘穴：属奇经八脉之任脉，位于人体上腹部，前正中线上，当脐中上4寸。中脘为通调腑气第一穴。中脘既是"胃之募穴"，又属"腑之会"穴，可以说六腑之气均会于此，所以，它是一个通调腑气的主穴。六腑又以胃为中心环节，所谓"胃气一通，六腑皆通"，所以中脘是全身要穴之一，有通调腑气、和胃止痛、理气化痰、宁心安神的作用。

太渊穴：所属经络为手太阴肺经，位于腕前区，桡骨茎突与舟状骨之间，拇长展肌腱桡侧凹陷中，可以理血通脉、益气行气。

足三里穴："足阳明胃经"的主要穴位之一，位于小腿外侧，犊鼻下3寸，犊鼻与解溪连线上。按摩足三里有调节机体免疫力、增强抗病能力、调理脾胃、补中益气、通经活络、疏风化湿、扶正祛邪的作用。

关元穴：位于任脉上，在下腹部，前正中线上，当脐下3寸，具有培元固本的作用。

气海穴、下丹田穴：气海穴属任脉，位于腹正中线脐下1.5寸，是补气的要穴，具有温阳益气、化湿理气的作用。中医认为此处是人体的中央，是生气之源，人体的真气由此而生，所以对于阳气不足、生气乏源所导致的虚寒性疾病，气海穴往往具有温阳益气、扶正固本、培元补虚之功效。下丹田是指以气海穴为中心的一定区域。气海穴在肚脐直下大约1.5寸，两指宽，和肚脐相对的这个点上，按摩的方法，用拇指或中指的指端来揉，揉的力量要适中，每日揉1次，每次1~3分钟，动作要轻柔缓慢，按摩至有热感，也可用艾条艾灸此处。

艾灸中提及的其他穴位也可采用推拿手法，以轻柔和缓的动作按揉以奏健脾益气之功。

3. 膏方 气虚体质的膏方调理以补中益气、健脾调中为主，选用甘平或甘温药物，如黄芪、党参补中益气，升阳举陷，益卫固表；茯苓、白术健脾利湿，补益心脾；陈皮行气健脾；甘草补脾调中，调和诸药。此类体质不宜用苦寒、滋腻之品，而以平补为佳。高血压者忌服人参、西洋参、五味子。

4. 中药足浴 药用党参、茯苓、白术、川芎、陈皮、石菖蒲各15g，黄芪20g。操作方法：先将药煎煮好，再倒入水里，然后先将脚放入37℃左右的水中，让浴水逐渐变热至42℃左右即可保持水温，浴足时水通常要淹过踝部，且要时常蹉动。浴足时间不要少于30分钟，40分钟较适宜。

5. 耳穴 耳穴压丸，选取心、肺、脾胃、十二指肠反射区。操作方法：用75%酒精棉球消毒一侧耳穴后，用置有王不留行籽的胶布进行贴压。操作者每日用手揉压3分钟，每日3次，两耳交替。王不留行籽2日更换1次，20日为1个疗程，连续治疗2个疗程。按压时用拇指和食指分别置于耳郭的正面和反面进行按压，按压时注意动作均匀柔和，避免用力过度损伤皮肤，以局部感觉有疼痛、胀痛、发热、酸麻为得气。

6. 饮食调养 气虚体质的人平素宜采用饮食调理，做到定时定量，饮食温热，食物卫生。多吃补气益气、易消化、性平味甘的食物，如大枣、山药、龙眼肉、莲子、薏苡仁、芡实、黄芪、党参、白扁豆、粳米等。合理的药膳、茶饮也可纠正体质，药膳可选择参苓粥、参枣米饭、黄芪阿胶粥、山药粳米粥、益脾饼等，茶可选择参芪暖身茶、黑茶。

忌食生冷性凉、油腻厚味等耗伤脾胃的食物，如西瓜、香瓜、水梨、香蕉、黄瓜、苦瓜、空心菜、茭白、笋、蚌类等。少食具有耗气作用的食物，如空心菜、生萝卜等。

7.情志调摄　气虚体质主要表现为肺、脾、肾三脏之气虚，而过度思虑伤脾，过度悲忧伤肺，过度发怒伤肝，过度恐慌伤肾。故气虚者日常生活中应注意这些情志的调摄，少思生气，少悲保气，克怒制气，避恐保精，慎喜护气。应保持一个好心情和平和的心态。在日常生活中，应当培养豁达乐观的生活态度，不可过度劳神，避免过度紧张，保持稳定平和的心态。

8.起居调养　气虚体质的人首先应做到作息规律、不熬夜、饮食规律、二便规律等，在此基础上还应格外注意劳逸适度，以改善气虚体质。还应谨避风寒，气虚体质之人卫阳不足，对外界适应能力较差，不耐寒暑，这类人群应尤其注意预防，注意保暖，以防遭外邪侵袭。

9.运动调养　适量运动。气虚体质易出现肌肉松软，倦怠乏力，不喜运动，抵抗力弱。"劳则气耗"，运动调养方面应注意采用低强度、多次数方式，不适合激烈、长时间的运动，以免耗伤正气。以柔和运动，如散步、太极拳、八段锦、五禽戏、六字诀、气功等为主，强身健体。做到"形劳而不倦"，注重四肢柔韧性的训练，如伸腰、压腿等，注意呼吸深度和呼吸的均匀平稳，不宜做大负荷运动和出大汗的运动，忌用猛力或做长久憋气的动作。

（二）阳虚体质常用适宜技术

阳虚体质是当人体脏腑功能失调时易出现体内阳气不足、阳虚生里寒的表现。多形体白胖，肌肉松软，面色苍白，喜热饮食，精神不振，气息微弱，体倦嗜卧，畏寒肢冷，全身无力或有肢体浮肿，舌淡胖嫩、边有齿痕，苔淡白，脉沉微无力，目胞晦黯，口唇色淡，毛发易落，易出汗，大便溏薄，小便清长。性格多沉静，内向，或胆小易惊。多因先天禀赋不足，加之寒邪外侵，或过食寒凉之品、忧思过极、房事不节、久病之后而发病等引起脏腑功能损伤，"阳消阴长"，阴寒之气偏盛而生里寒，表现为体内阳气不足，机体失去温煦、推动、蒸腾与气化等作用减退、甚者出现水液停留的证候。

阳虚体质者平素不耐受寒邪，耐夏不耐冬，易患感冒、自汗、水肿、痰饮、肿胀、泄泻等，易感风、寒、湿邪。应以益气温阳散寒为治则，还应针对脏腑辨证，分别温补心、脾、肾之阳气。用温补阳气药时加少量补阴之品。平素注意调护改善阳虚体质，防止发病。

1. 针灸调养 阳虚体质的经络养生以任脉、督脉、背部膀胱经为主。任脉中神阙、气海、关元、中极这四个穴位有很好的温阳作用，可以在三伏天或者三九天，尤其在阴历月末的晦日（指阴历每月的最后一天，即大月三十日、小月二十九日），选择 1～2 个穴位用艾条温灸。如果有胃寒，可以选用中脘以艾条温灸。督脉常用艾灸百会、命门、大椎等。百会穴位于头顶正中线与两耳尖连线的交叉处，穴居颠顶，百脉之会，贯达全身，头为诸阳之会，百脉之宗，而百会穴则为各经脉气会聚之处。穴性属阳，又于阳中寓阴，故能通达阴阳脉络，连贯周身经穴，对于调节机体的阴阳平衡起着重要的作用。命门为元气之根本，生命之门户，灸之可补命门之火，以壮肾阳，肾为先天之本，肾阳不衰，阳长阴生，阴阳平衡，正气来复，百病自去。大椎穴为手足阳经及督脉的交会穴，为诸阳交会之所，囊括了全身各经之经气。取定穴位时正坐低头，该穴位于人体的颈部下端，第 7 颈椎棘突下凹陷处。传统理论认为本穴是泻阳邪、调阳气的要穴，可清表里阳热之邪，因其在背部的上端，又为阳中之阳穴，灸之可壮阳。

2. 推拿按摩

关元穴：位于任脉上，在下腹部，前正中线上，当脐下 3 寸，具有培元固本、补益下焦的作用。可用点、按、揉、摩法，具有补肾壮阳、温通经络、理气和血、补虚益损、壮一身之元气等作用，可以改善阳虚体质。

命门：位于督脉上，在腰部，第 2 腰椎棘突下凹陷中，后正中线上。具有温肾壮阳、强腰固本的作用。是补充人体阳气、延缓衰老的常用保健穴之一，也是中医九种体质中阳虚体质的保健穴。可选按、摩、推、叩击法，以感觉局部发热为度。

涌泉穴：足少阴肾经的常用腧穴之一，人体足底部的一个重要穴位，当我们蜷足时，足掌前部会有凹陷，约当第 2、3 脚趾趾缝纹头端与足跟连线的前 1/3 与后 2/3 的交点上。取穴时，可以采用正坐或者仰卧跷足的姿势。按摩方法：每日晚上临睡前搓揉双手，使掌心、指尖变得温暖，然后按摩涌泉穴 10～15 分钟，左脚按完换右脚。

内关穴：手厥阴心包经的常用腧穴之一，位于前臂掌侧，当曲泽与大陵的连线上，腕横纹上 2 寸，在桡侧屈腕肌腱同掌长肌腱之间，按压有酸胀感。每日闲暇时，可以用拇指指腹按揉内关穴 10～15 分钟。搭配位于背部，当第 7 胸椎棘突下，旁开 1.5 寸的膈俞，效果更为明显。

也宜按摩气海、足三里、涌泉等穴位。

3. 膏方 阳虚体质的膏方调养以温补脾肾，兼化水湿为主。调养以温补脾肾阳气为主，可选用温补肾阳药物，如熟地黄、山药、山茱萸、枸杞、菟丝子、杜仲、鹿角胶、附子、肉桂等。临证时要注意药物加减，温壮元阳药物，有温阳与补火之别。前人认为，附子、肉桂辛热补火，犹如夏日之烈；淫羊藿（仙灵脾）、巴戟天、补骨脂温阳，有如春日之暖。也有比拟说，补火如炽炭于盆，欲其大加温热；温阳如炉灰埋炭，欲其缓缓取暖。还要注意温阳佐以养阴，在温壮元阳的同时，佐入适量补阴之品，如熟地黄、山茱萸等，以达阳得阴助而生化无穷；温阳兼顾脾胃，阳虚质由于脾胃之阳不振，失于温煦、腐熟，故脾胃功能较弱，饮食不易消化，调治阳虚之质，除温壮元阳外，当兼顾脾胃，只有脾胃健运，始能饮食多进，化源不绝，体质强健，亦即养后天以济先天。

4. 中药足浴 药用肉桂、丁香、乌药、当归、川芎各15g，干姜、小茴、吴茱萸各6g，食盐少许。操作方法同前。

5. 耳穴 耳穴压丸，选心、肾、胃、肾上腺反射区。操作方法同前。

6. 饮食调养 阳虚体质的人可多选择味甘、辛，性温、热、平之食物。阳虚体质的人饮食上要多吃些令身体温暖的食物。粮食类的面粉、高粱、糯米等；肉类的羊肉、牛肉、鸡肉、鹿肉、公鸡等；鱼类的草鱼、鲫鱼等；菜类的韭菜、芥菜、香菜、南瓜、生姜等；坚果类的核桃、松子、腰果、花生；水果类的荔枝、龙眼、桃子、大枣、核桃、橘子、樱桃等。也要适当吃些熟萝卜、白菜、芹菜、青菜，以免进补过度而上火。单独吃青菜的时候需要用些热性的调料，如生姜、大蒜、胡椒等。黄芪、枸杞可以作为炖菜煲汤的配料。身体虚弱的老人可以用冬虫夏草、人参少量多次补养。

尽量少吃或不吃生冷、冰冻之品。寒性食品对阳虚体质的影响较大，会加重形寒肢冷症状，甚至会引起腹痛腹泻。蔬菜尽量不要凉拌生吃，最好焯水后食用或者炖、蒸、煮。

7. 情志调摄 依据中医阴阳互根消长理论，阳虚则阴盛，阳虚体质者阳气不足，表现出阴盛特征，因此性格往往比较沉静，偏内向，情绪容易消沉，常常气郁，容易有抑郁的倾向。对于阳虚体质者，生活中要善于调节自己的情感，要积极向上，对参与社会性活动，避免消沉和孤独，对待生活中不顺心的事情，要从正反两方面分析，及时消除情绪中的消极因素，平时可多听一些激扬、高亢、豪迈的音乐以调动情绪，防止悲忧和惊恐。去忧伤、防惊恐、消除不良情绪的影响。

8. 起居调养　昼阳而夜阴，白天阳气盛，晚上阴气盛，人体内阴阳之气的昼夜消长变化与自然界阴阳的昼夜消长保持协调一致。人的起居要顺应这个规律，人的活动劳作是以阳气的相对旺盛为基础，作息睡眠以阴气相对旺盛为条件，故人在白天阳气旺盛时劳作，在夜间阴气偏盛时休息。尤其是睡眠要尽量早，不可过度熬夜，只有注意顺应自然的变化，做到"起居有常"，方能"虚邪贼风，避之有时"，保持形体的健壮。如果起居反常，长期熬夜或长期执行昼夜倒置的工作，违背自然之规律，势必会扰乱体内阴阳的正常消长变化，造成机体阳气的过度耗损，易形成阳虚的体质特征。阳虚质的人不可在阴暗潮湿寒冷的环境下长期工作和生活，应注意保暖、多晒太阳（百会穴）、热水泡脚以温阳补气。

9. 运动调养　在阴暗潮湿寒冷的环境下长期工作和生活，应注意保暖、多晒太阳（百会穴）、热水泡脚以温阳补这些方法都可促进阳气的生发和流通，有助于阳虚体质者的调养。阳虚体质者要选择暖和的天气进行户外运动锻炼，不宜在阴冷天气或潮湿之处锻炼身体。如果起居反常，长期熬夜或长期执行昼夜倒置的工作，违背自然之规律，势必会扰乱体内阴阳的正常消长变化，造成机体阳气的过度耗损。冬天避免在大风、大雾、大雪及空气污染的环境中锻炼。此外，每日早晨用冷水洗脸也可逐渐增强机体抵御寒冷的能力。对于年老及体弱之人，夏季不要在外露宿，不要直吹电扇，运动量不能过大，尤其注意不可大量出汗，以防汗出伤阳。

推荐坐式八段锦："闭气搓手热，背后摩精门，左右辘轳转，两脚放舒伸。翻掌向上托，弯腰攀足频。"

动作要领：①手摩精门：深呼吸数次后，闭息片刻，随后将两手搓热，以双手掌推摩两侧肾俞穴 20 次左右；②左右辘轳：接上式，两手自腰部顺势移向前方，两脚平伸，手指分开，稍作屈曲，双手自胁部向上划弧如车轮形，像摇辘轳一样自后向前做数次运动，随后再反方向做数次；③托按攀足：接上式，双手十指交叉，掌心向上，双手作上托劲，稍停片刻，翻转掌心朝前，双手作向前按推劲，稍作停顿，松开双手，顺势弯腰攀足，用双手攀两足的涌泉穴，两膝关节不要弯曲。如此锻炼数次。

（三）阴虚体质常用适宜技术

阴虚体质是指当脏腑功能失调时，易出现体内阴液不足，阴虚生内热的证候，常表现为形体消瘦，两颧潮红，手足心热，潮热盗汗，心烦易怒，口干，头发、皮肤干枯，舌干红、少苔，甚至光滑无苔。性格特点一般为性格外向，喜动好强，易急躁，自制力较差。多因燥热之邪外侵、过食温燥之品、忧思过度、房事不节、久病之后等引起脏腑功能失调，阴液暗耗而成阴液亏少，阴虚生内热，表现为机体失去濡润滋养，虚热干燥、虚火躁扰不宁的证候。

阴虚体质者对风、暑、热等阳邪的易感性较强，故平素不耐受热邪，耐冬不耐夏。易患虚劳、失精、不寐等，耐冬不耐夏，不耐受暑、热、燥邪。应以滋补阴液、佐以清热为治则，还应针对相关脏腑阴虚辨证，分别选用滋养五脏之阴液、佐以清五脏之虚热的方药，根据阴阳互根理论，加少量补阳之品。

1. 针灸 阴虚体质，究其本质仍属"虚证"，应以"虚则补之"为基本原则进行调养。用灸法补阴，古书历来有记载，如《名医类案》载丹溪治一壮年咳嗽、咯血、发热肌瘦，灸肺俞五次而愈；又如，唐代崔知悌《骨蒸病灸方》专门介绍了骨蒸劳热的灸治法。究其原理，可用阴阳交感来说明。阴在上，阳在下，是阴阳发生交感的前提，这也是人体阴阳的理想状态。因阳主升，升则能温煦脏腑，阳在下的位置有利于其自身功能的发挥；阴主降，降则甘露遍洒全身，阴在上的位置也有利于其自身功能的发挥。阴阳之气上下交通则安泰。所以调治阴虚的根本是要将阴气引到人体上部——上焦，通过"上焦如雾"的功能将阴气散布全身，才能发挥阴主滋润的功能。所以我们采用无烟艾柱贴灸位于上焦的肺俞、风门、膏肓，达到补阴之功，并且可通过膀胱经，将中焦脾胃的水谷精微化为阴气并散布滋养全身，从而在根本上治疗阴虚。肺俞穴调补肺气、补虚清热，风门穴运化膀胱经气血上达头部，膏肓穴散热排脂。

2. 推拿按摩

三阴交穴：足太阴脾经常用腧穴之一，是肝、脾、肾三条阴经交会的穴位，位于小腿内侧，在内踝尖上方3寸的骨后缘处。每日按揉三阴交穴，可以很好地保养肝、脾、肾，使其气血充足、流畅，可防治肝、脾、肾三脏的诸多病证。

太溪穴：太溪穴为人体足少阴肾经的主要穴位之一，位于足内侧，内踝后方，当内踝尖与跟腱之间的凹陷处。具有滋阴益肾、清热生气的作用，主治头痛目眩、月经不调、失眠、健忘、遗精、阳痿、小便频数、腰脊痛、下肢厥冷、内踝肿痛等。

太冲穴：所属经络为足厥阴肝经，位于足背侧，第1、第2跖骨间，跖骨结合部前方凹陷处，或触及动脉波动处。具有平肝息风、清热利湿、通络止痛的作用。

3. 拔罐 取风门穴、肺俞穴刺络拔罐，可以起到清"标热"、祛"瘀滞"之功，使邪有出路。但要注意控制出血量，因为阴虚体质者本身阴液不足，出血过多耗伤阴血，加重虚火。

4. 膏方　阴虚体质的膏方调理以滋阴润燥、清热除烦为主，多选用甘寒质润的药物以养阴，如生地黄清热凉血、养阴生津；黄精补气养阴、补肾润肺；麦冬、天冬滋阴补液、润燥；知母、鳖甲清虚热等。

5. 中药足浴　药用当归20g，赤芍、红花、川续断各15g。操作方法同前。

6. 耳穴　耳穴压丸，取穴肾、膀胱反射区。操作方法同前。

7. 饮食调养　阴虚体质的人平素适当进些滋补阴液及甘凉滋润的食物，如糯米、藕、黑木耳、银耳、甘蔗、梨、百合、山药、枸杞、麦冬、鳖、龟肉、海参、阿胶等。可选用枸杞、百合、银耳、麦冬、山药煲瘦猪肉、鸭肉、猪肺汤。

忌食辛辣刺激性、温热香燥、煎炸炒爆之品；少食过分温热燥热的食物，以免耗伤人体阴液，如辣椒、大蒜、韭菜、花椒、桂皮、干姜、丁香、羊肉等。

8. 情志调摄　平时宜克制情绪，遇事要冷静，正确对待顺境和逆境，可以通过练书法、下棋来怡情悦性，通过旅游来寄情山水、陶冶情操。平时多听一些曲调舒缓、轻柔、抒情的音乐，防止恼怒。

9. 起居调养　起居应有规律，居住环境宜安静，睡前不要饮茶、锻炼和玩游戏，应早睡早起，中午保持一定的午休时间，避免熬夜、剧烈运动和高温酷暑下工作；宜节制房事、戒烟酒。夏季应避暑，多去海边、高山，不要汗出太多；秋冬要养阴。居室应安静。

10. 运动调养　只适合做中小强度、间断性的身体锻炼，不宜剧烈运动。可选择太极拳、太极剑、气功等动静结合的传统健身项目；锻炼时要控制出汗量，及时补充水分；皮肤干燥甚者，可多游泳，能够滋润肌肤；但不宜洗桑拿、泡温泉。

（四）痰湿体质常用适宜技术

痰湿体质是指当人体脏腑功能失调，易引起气血津液运化失调，水湿停聚，聚湿成痰而成痰湿内蕴表现，常表现为体形肥胖，腹部肥满，面部皮肤油脂较多，多汗且黏，胸闷，痰多，容易困倦，身重不爽，喜食肥甘醇酒，舌体胖大，舌苔白腻。性格偏温和，稳重恭谦，多善于忍耐。痰湿体质多由各种病因引起脏腑气化功能失调，气血津液运化失调，水湿停聚，聚湿成痰，痰湿内蕴，留滞脏腑而导致。

痰湿体质者对梅雨及潮湿环境适应力差，多因寒湿侵袭、饮食不节，先天禀赋、年老久病、缺乏运动而发病，常随痰湿留滞部位不同而出现不同的症状，易患消渴、中风、胸痹等。应以燥湿化痰为治疗大法，平素注意调护，改善痰湿体质，防止痰湿病证发生。

1.针灸　针灸调养痰湿体质临床疗效最佳的是长蛇灸或温针，而温针的操作相对简单，因此推荐用温针进行调养。

丰隆是足阳明胃经的络穴，别走脾经。《玉龙歌》云"痰多宜向丰隆寻"，脾胃乃"生痰之源"，丰隆联络太阴、阳明表里两经，故为治痰要穴。脾主运化水湿，痰湿体质的形成与脾失健运密切相关。脾胃互为表里，故取胃募中脘、胃经合穴足三里和脾经原穴太白，以增强健脾祛湿的功效。四穴合用，祛痰湿，健脾胃，标本兼治。

2.推拿按摩

丰隆穴：位于人体的小腿前外侧，外踝尖上8寸，条口穴外1寸，距胫骨前缘2横指（中指）。

足三里穴：是足阳明胃经上的穴位，位于外膝眼下3寸，胫骨外侧约1横指处。它是治疗消化系统病的常用穴，具有健脾和胃、扶正培元的功效，通俗地说，它能增强脾胃的消化功能，可促进食欲，经常按摩它有健身强体的作用。操作方法：指腹按摩、点压。

阴陵泉穴：是足太阴脾经上的穴位，位于小腿内侧，当胫骨内侧踝后下方凹陷处。有运中焦、化湿滞的功效，适当按摩可以利小便，使体内的湿邪从小便而出，从而有利于脾的气机运行恢复。操作方法：指腹按摩、点压。

3.膏方　痰湿体质的膏方调养以健脾理气、化痰利湿为主。所谓"治痰先治气，气顺则痰消"，健脾有助于化湿，脾气健运，水湿就不容易留存。膏方配伍宜选择太子参、党参、白术、茯苓、麸炒苍术、蒸陈皮、姜半夏、炒白扁豆、薏仁、山药、麸炒枳壳、浙贝母、炒莱菔子、阿胶（东阿）、砂仁、佛手、姜厚朴、大腹皮、泽泻、佩兰、甘草、醋龟甲、龟甲胶、黄明胶等。

4.中药足浴　药用老姜、肉桂、牛膝、秦艽、泽兰、桑枝、独活、赤芍、防己各15g。操作方法同前。

5.耳穴压丸　取穴肝、胰、胆、三焦、胃、十二指肠反射区。操作方法同前。

6.饮食调养　痰湿体质的人，饮食应该以清淡为原则，尤其是一些健脾利湿、化瘀祛痰的食物，更适宜痰湿体质者食用的食物有芥菜、生姜、木瓜、白萝卜、紫菜、韭菜、卷心菜、香椿、辣椒、大洋葱、荷叶、扁豆、鲍鱼、红小豆、蚕豆、山药、薏米、冬瓜仁、牛肉、羊肉、白果、大枣、鸡肉、鳟鱼、带鱼、桃、杨梅、槟榔、泥鳅、黄鳝、河虾、海参、杏子、荔枝、柠檬。此外，可以吃一些健脾、帮助消化的食物，例如生姜、南瓜、山楂、杏仁霜、莲藕粉、茯苓饼等。多进食蔬菜、水果等富含纤维、维生素的食物，保持大便顺畅正常。因"脾为生痰之源，肺为贮痰之器"，平素可适当服用六君子丸或杏苏二陈丸以健脾化痰。

忌食肥甘厚味，甜、黏、油腻的食物，以及生冷之物，这些食物多黏腻碍胃，影响脾胃的消化功能，导致湿邪困阻，如饴糖、石榴、柚子、枇杷、砂糖、猪肉、燕窝、银耳、芝麻、核桃、板栗、香蕉、元宵、奶油炸糕、醋等。戒烟酒。

7. 情志调摄 保持心境平和，及时消除不良情绪，节制大喜大悲，培养业余爱好，转移注意力。保持清净立志、开朗乐观的心理有利于痰湿质的调理。

8. 起居调养 居住环境宜干燥而不宜潮湿，避免涉水淋雨，久居湿地，注意保暖，防止外感寒湿之邪伤脾困脾，特别梅雨季节注意防潮湿。洗澡应洗热水澡，穿衣尽量保持宽松，面料以棉、麻、丝等透气散湿的天然纤维为主，这样有利于汗液蒸发，祛除体内湿气。经常晒太阳或进行日光浴；在湿冷的气候条件下，应减少户外运动，避免受寒淋雨。不要过于安逸，贪恋床榻。

9. 运动调养 适当参加体育锻炼，因形体肥胖，易于困倦，故应根据自己的具体情况循序渐进，长期坚持运动锻炼，如散步、慢跑，打乒乓球、羽毛球、网球、游泳、练武术，以及适合自己的各种舞蹈。活动量应逐渐增强，使疏松的皮肉逐渐转变成结实、致密的肌肉。应以微汗为宜，以助气血顺畅，所以衣着应透气散湿。

推荐八段锦第三式——调理脾胃须单举。动作要领：自然站立，左手缓缓自体侧上举至头，翻转掌心向上，并向左外方用力举托，同时右手下按附应。举按数次后，左手沿体前缓缓下落，还原至体侧。右手举按动作同左手，唯方向相反。

（五）湿热体质常用适宜技术

湿热体质是以湿热内蕴为主要特征的体质状态。湿热体质者常表现为形体偏胖，平素面垢油光，易生痤疮粉刺，舌质偏红，苔黄腻，脉象多滑数，容易口苦口干，身重困倦，心烦懈怠，眼睛红赤，大便燥结或黏滞，小便短赤，男易阴囊潮湿，女易带下增多，病时上述征象加重。性情急躁，容易发怒。湿热体质的形成多与先天禀赋、情绪压抑、肝郁气滞、滋补不当、嗜烟酒、常熬夜以及长期生活在湿热环境有关。

湿热体质者对湿环境或高温，尤其夏末秋初，湿热交蒸气候较难适应。常见的皮肤病有痤疮、湿疹、银屑病、汗疱疹、湿癣、脂溢性皮炎、酒糟鼻等。易患黄疸、火热症、痈疮和疖肿等病症。调养上应以化湿清热为主。

1. 针灸 通过针灸穴位刺激起到活血化瘀、调和脏腑、祛除湿气的功效。针灸治疗湿气重可以选用肺俞、足三里、关元、阳陵泉、丰隆等穴位进行针刺。同时拔火罐、刮痧对祛除湿气也有很好的疗效。

2. 推拿按摩

肺俞穴：位于背部第 3 胸椎棘突下左右旁开两指宽处。湿热体质偏于湿热内蕴，表现为痤疮、口臭的，可以选用肺俞穴。肺俞穴中的肺就是指的肺脏，俞就是输的意思。所以，肺俞这个名字的意思就是指肺脏的湿热水气由此外输膀胱经，对清肺经湿热疗效显著。取穴时一般采用正坐或俯卧姿势，操作时，用食、中二指端在穴上按揉，揉 15～30 次，用两手大拇指腹自肺俞穴沿肩胛骨后缘向下分推，分推 30～50 次。

中脘穴、足三里穴、阴陵泉穴：可以和胃健脾，促进脾胃运化水湿，阴陵泉是脾经的合穴，也可以健脾除湿。这三个穴位也都比较适合湿热体质的人进行按摩。其中阴陵泉穴也可以选择刮痧。

八髎穴：在骶椎上，分上髎、次髎、中髎和下髎，左右共八个穴位，分别在第 1、2、3、4 骶后孔中，合称"八髎穴"。八髎穴有清热利湿的作用，可每日按摩 2 次，每次 15 分钟，对于湿热体质偏于湿热下注的人比较适合。

3. 膏方 湿热体质者的膏方调养以清利湿热、分消湿浊为主，热者清之，湿者利之，湿而有热，苦寒之剂燥之。宜选用龙胆草、栀子、黄芩、黄连、黄柏、白术、山药、蒲公英、佩兰、柴胡、金钱草、绵茵陈、广藿香、车前子、灯心草、生地黄、陈皮、砂仁、合欢花、茯苓、土茯苓、萆薢、甘草、阿胶、醋龟甲。

4. 饮食调养 湿热体质者的调养原则为燥湿清热，饮食清淡。宜食用清利化湿的食品，如薏苡仁、莲子、茯苓、红小豆、蚕豆、绿豆、鸭肉、鲫鱼、冬瓜、丝瓜、葫芦、苦瓜、黄瓜、西瓜、白菜、芹菜、卷心菜、莲藕、空心菜等。

忌甜食、甘甜饮料（如可乐、雪碧等）、辛辣刺激的食物（如辣椒、八角、葱等）、酒、肥甘厚味（如肥鱼、大肉），少吃经油炸、煎炒、烧烤等高温加工而成的食物。不宜暴饮暴食、酗酒，以保持良好的消化功能，避免水湿内停或湿从外入，这是预防湿热的关键。

5. 情志调摄 湿热体质的患者阳气偏盛，性情较急躁，平日要克制过激的情绪，加强道德修养和意志锻炼，保持积极乐观的心态和良好的情绪。合理安排自己的工作、学习，培养广泛的兴趣爱好。

6. 起居调养　避免居住在低洼潮湿的地方，居住环境宜干燥、通风；不要熬夜，过于劳累。盛夏暑湿较重的季节，减少户外活动的时间；保持充足而有规律的睡眠。

7. 运动调养　适合做大强度、大运动量的锻炼，如中长跑、游泳、爬山、各种球类、武术等。夏天由于气温高、湿度大，最好选择在清晨或傍晚较凉爽时锻炼。

（六）血瘀体质常用适宜技术

血瘀体质是指当人体脏腑功能失调时，易出现体内血液运行不畅或内出血不能消散而成瘀血内阻的体质，一般形体较瘦，常表现为面色晦黯，皮肤粗糙呈褐色，色素沉着，或有紫斑，口唇黯淡，舌质青紫或有瘀点，脉细涩。一般性格内郁，心情不快，易烦，急躁健忘。血瘀体质者血行迟缓不畅，多半是因为情绪意志长期抑郁，或久居寒冷地区，以及脏腑功能失调所造成。

血瘀体质者不耐受风邪、寒邪，多因七情不畅、寒冷侵袭、年老体虚、久病未愈等病因而发病，常随瘀血阻滞脏腑经络部位不同而出现不同的症状，多发为疼痛，痛有定处，得温而不减，甚至形成肿块。易患出血、中风、胸痹等病。此类型的人，有些年纪未到就已出现老人斑，有些则常有身上某部位疼痛的困扰，比如女性生理期容易痛经，男性身上多有淤青，身上的疼痛在夜晚加重等等。且易患癥瘕、痛症及血证。血瘀体质者的调养应以活血化瘀为总治则，平素注意调护改善血瘀体质，以防止疾病发生。

1. 针灸

（1）针刺：宜采用平补平泻的手法。膈俞是足太阳膀胱经的穴位，属八会穴中的血会。在解剖位置上，膈俞内应横膈膜，人体主要的动脉、静脉贯膈上下行，与血液循环关系密切，所以临床上主治血疾。肝俞也是足太阳膀胱经的穴位，是肝脏的背俞穴，是肝气输注于背部的位置，所以可以调理肝脏功能。太冲是足厥阴肝经的原穴，是肝经与人体原气相连接的部位。肝"主疏泄"和"藏血"，可促进血液的运行输布，调节血量。针刺肝俞、太冲可调畅气机，气行则血行，达到行气活血的作用。三阴交是足太阴脾经的要穴，为足三阴经的交会穴，故名为三阴交，有通调足三阴经气的作用。三阴交与肝俞、太冲相配，大大增强行气活血的功效。

（2）隔盐灸：神阙是任脉要穴，位于脐中，处于人体中央，元神出入之门，是气机升降出入的枢纽。神阙隔盐灸，有助阳生气、活血祛瘀之功。须注意患者自觉脐部发热时可取走艾炷，以局部皮肤潮红为度，避免烫伤。

2. 推拿按摩

血海穴：所属经络为足太阴脾经，屈膝，在大腿内侧，髌底内侧端上 2 寸，股四头肌内侧头的隆起处。该穴名意指本穴为脾经所生之血的聚集之处。血海穴在功能上有引血归经、治疗血分诸病的作用。

膈俞穴：所属经络为足太阳膀胱经，位于人体的背部，当第 7 胸椎棘突下，左右旁开 2 指宽处。"血会膈俞"，因此经常按压此穴有活血行气通脉、养血和营止痛的作用。

3. 膏方 血瘀体质的膏方调养以活血化瘀、理气温通为主。膏方可用丹参、益母草、田七、山楂、当归、鸡血藤等活血养血的药物，配伍制作成膏方服用。推荐桃红丹参膏（由桃仁、西红花、丹参、熟地黄、当归、赤芍、川芎、姜黄、降香等药材熬制而成）、益气活血膏（由生黄芪、党参、赤芍、白芍、川芎、青皮、柴胡、广地龙、五灵脂等药材熬制而成）、活血通络膏（由黄芪、清炙甘草、紫丹参、当归、蜈蚣、粉丹皮、赤芍、木瓜、威灵仙等药材熬制而成）。

4. 中药足浴 药用丹参、赤芍、泽兰、王不留行、当归、大黄、牛膝、川芎各 15g。操作方法同前。

5. 耳穴 耳穴压丸，取交感、子宫、皮质下三穴位。操作方法同前。

6. 饮食调养 血瘀体质的人宜多吃补气补血、养血活血、散结行气的食物，以促进身体血液循环，例如猪心、羊肉、醋、红糖、黄酒、葡萄酒、桑椹、山楂、莲藕、洋葱、蘑菇、香菇、猴头菇、金针菇、木耳、海带、葛根、魔芋、菠萝、橘仁、菱角、余甘子、刺梨等。常食桃仁、油菜、慈姑、黑大豆、海藻、海带、紫菜、萝卜，能起到活血祛瘀的作用。酒可少量常饮，醋可多吃。

少吃寒凉、冰冻食品或炭烤、油炸、辛辣的食物，因为过冷或过热的食物都容易导致血行不利而加重血瘀；少吃肥腻、黏滞食品，太甜、太咸、收涩的食物或腌渍品也要少吃，这些也容易阻滞血液，加重血瘀。

7. 情志调摄 血瘀体质的人调畅心情十分重要，精神愉快则气机和畅，营卫流通，有利于血瘀体质的改善。反之，苦闷、忧郁则可加重血瘀倾向。注意日常调整自身心理状态，保持乐观、豁达的情绪，避免情绪过极，以利气血通畅。及时消除不良情绪，防止郁闷不乐而致气机不畅，可多听一些抒情柔缓的音乐来调节情绪。培养兴趣爱好，如集邮、摄影、绘画、种花、钓鱼等，都是不错的陶冶性情的方式。

8.起居调养 血得温则行，居住宜温不宜凉，冬季应防寒。血瘀体质的人作息时间宜有规律，可早睡早起，保持足够的睡眠，但不可过于安逸，以免气机郁滞而致血行不畅。需注意气候变化，增减衣被，避免寒冷，居处保持通风、暖和。

9.运动调养 血瘀体质的人需注意调整自身气血，静养心神再配合疏畅肝气、促进循环的形体运动，血瘀体质者在冬季静卧不动易加重气血瘀阻，宜多做有益于心脏血脉的活动，如太极拳、八段锦、动桩功、长寿功、内养操，以及各种舞蹈、气功、保健操等。但要劳逸结合，保证充足睡眠，做到动中有静。总体来说，以全身各部都能活动、助气血运行为原则。在运动时如出现胸闷、呼吸困难、脉搏显著加快等不适症状，应停止运动，去医院进一步检查。

（七）气郁体质常用适宜技术

气郁体质是由于长期情志不畅、气机郁滞而形成的以性格内向不稳定、忧郁脆弱、敏感多疑为主要表现的体质状态。一般形体偏瘦，面色苍暗或萎黄，胸闷不舒，时欲太息，舌淡、舌边红，苔白，脉弦。处于这种体质状态者，多见于中青年，以女性多见，常有乳房胀痛。性格多急躁易怒、易于激动，或忧郁寡欢、孤僻内向，易多愁善感，气量较狭小。气郁体质多由先天遗传，经常熬夜，长期压力过大，思虑过度，以及突发的精神刺激如亲人去世、暴受惊恐等原因造成。气郁体质者的发病以肝为主，兼及心、胃、大肠、小肠。易伤情志及饮食，易产生气机不畅。

气郁体质者对精神刺激适应能力较差，不喜欢阴雨天气。易患消化性溃疡、神经官能症、失眠、躁郁症、更年期综合征、郁病、失眠、梅核气、惊恐等。现代研究此类体质还易生肿瘤。气郁体质者一般属有余之体，调理治疗宜调畅情志，疏通气机。平时注意心理调摄，调神养性，维持良好的心理平衡，加强体育运动。由于气郁在先、郁滞为本，故疏通气机为治疗原则。常选用行气的药物如逍遥散、逍遥丸、柴胡疏肝散和食疗之品以调整体质，达到阴平阳秘的平衡状态。

1.针灸 期门是足厥阴肝经的穴位，是肝的募穴，是肝气输注于胸胁部的位置。肝俞是足太阳膀胱经的穴位，是肝脏的背俞穴，是肝气输注于背部的位置，所以可以调理肝脏功能。太冲是足厥阴肝经的原穴，是肝经与人体原气相连接的部位。肝"主疏泄"，期门、肝俞和太冲相配，属于"俞、募、原"相配。以平补平泻法针刺此三穴，可以达到调畅全身气机的作用。

膻中是任脉要穴，又名"上气海"，是八会穴中的气会，是宗气所积之处。

气海同是任脉要穴，又名"下气海"，是先天元气之海。针刺"上下气海"，可调节全身之气运行，从而调畅气机，改善气郁体质。

2. 推拿按摩

太冲穴：所属经络为足厥阴肝经，位于足背侧，第 1、2 跖骨结合部之前的凹陷处，是人体穴位中调节情绪作用最好的穴位之一。揉太冲具有疏肝解郁、有效缓解精神压力的作用。

章门穴：属足厥阴肝经，脾之募穴，八会穴之一。取穴时两胳膊紧贴两侧裤缝自然下垂，然后抬手屈肘，肘尖下即是章门穴。操作方法：两手作叉腰式，大拇指向内扣，指尖按揉穴位。但因其处于内脏要害部位，动作不要太重，每日 1 次，每次轻揉 3 分钟即可。

3. 膏方 气郁体质的膏方调养以疏肝解郁、行气健脾、活血通络为主，所谓气血中和百病消，只有气机调畅，才能气血中和，气血和才能百病除。故可选用柴胡、白芍、枳壳、合欢花、佛手、香附、当归、川芎、浮小麦、大枣、酸枣仁、柏子仁、玫瑰花、白术、云苓、山药、浙贝母、薄荷、百合、玄参、牡丹皮、陈皮、阿胶、醋龟甲，以上合用，共奏疏肝解郁、调畅气机之功效，以达到调养气郁体质之目的。

4. 中药足浴 药用青皮、乌药、益母草各 30g，川芎、红花各 10g。诸药放入锅中，加入约 2L 水、50mL 左右的醋，大火煮开，再用小火煎煮 30 分钟，等药冷却至 50℃时连渣倒入盆中泡脚，盆中药液量应该浸没踝关节，如果药液不足量，可加适量温水。脚在药中不停地活动，使足底接受药渣轻微的物理刺激，每次 30 分钟以上。

5. 耳穴压丸 取穴肝、胆、胃、三焦、内分泌反射区。操作方法同前。

6. 饮食调养 宜食用具有行气、疏肝、解郁、消食、醒神作用的食物。多食行气食物，如佛手、橙子、山楂、荞麦、大麦、韭菜、茴香、黄花菜、大蒜、高粱、刀豆、蘑菇、豆豉、萝卜、洋葱、苦瓜、丝瓜、茼蒿、香菜、醪糟、洋葱、海带、海藻、红糖、黄酒、菊花、茉莉花、玫瑰花、柑橘皮、梅花、月季花、厚朴花、合欢花、金莲花等。性味平和的食物如大米、玉米、山药、豌豆、菠菜、黑木耳、香菇、银耳、猴头菌、大枣、南瓜子、花生、黑芝麻、莲子、葡萄、橄榄等。对非饮酒禁忌者，适量饮用葡萄酒，对促进血液循环有益。

应少食收敛酸涩之物，如乌梅、石榴、青梅、杨梅、酸枣、柠檬等，以免阻滞气机。亦不可多食冰冻食品，如雪糕、冰淇淋、冰冻饮料等。气郁的人也容易上火，在清热的时候一定要小心，不能太凉。

7. 情志调摄　根据《内经》"喜胜忧"的原则，应主动寻求快乐，多参加社会活动与集体文娱活动，结交知心朋友，及时向朋友倾诉不良情绪，寻求朋友的帮助。常看喜剧或相声，以及富有激励意义的影视剧等，勿看悲剧。多听轻快、开朗、活泼的音乐，以提高情绪。多读积极的、鼓励的、富有乐趣的、展现美好生活前景的书籍。以培养开朗、豁达的情志。在名利上不计较得失，知足常乐。七情波动闷在心里，最容易伤及内脏。和朋友聊天、移情培养新的爱好都是不错的选择。否则先是气郁，进而瘀血、痰湿，形成混合型的体质之后，会衍发许多慢性病。

8. 起居调养　居住环境应安静，常通风，保持宽敞明亮、整洁舒适的环境。阴雨天调节好情绪。保持有规律的睡眠，睡前避免饮茶、咖啡和可可等具有提神醒脑作用的饮料。

9. 运动调养　应尽量增加户外活动，可适当增大运动量，如八段锦、跑步、登山、游泳、武术等，可以抒发肝气、鼓动气血。多参加群众性的体育运动项目，如打球、跳舞、下棋等，以便更多地融入社会，解除自我封闭状态。着意锻炼呼吸吐纳功法，以开导郁滞。

推荐以下功法。

①侧伸展功：两脚自然分开站立，缓缓抬右臂，同时吸气，抬臂至头顶然后开始向左侧弯腰，同时呼气，到最大限度，还原。然后使身体另一侧弯曲，每日重复练习几次即可。弯腰时要注意循序渐进，以防拉伤。抬胳膊时手心向下，在抬臂过程中再翻转手心。练习侧伸展功可以帮助我们克服烦躁的心情，消除气郁。

②风拂树功：类似于伸懒腰的动作。做的时候先吸气，双手交叉，向上翻转，举过头顶，使掌心朝上。身体向一侧弯曲，同时呼气，随着呼气尽力弯腰到最大限度之后再吸气，恢复原位。然后使身体另一侧弯曲，来回重复几次即可。这个动作能在最大程度上帮助我们畅通呼吸，舒展身心。

（八）特禀体质常用适宜技术

特禀体质又称特禀型生理缺陷、过敏，是指由于先天禀赋不足、遗传因素、环境因素、药物因素所造成的特殊状态的体质，主要包括过敏体质、遗传病体质、胎传体质等。过敏体质者一般无特殊；先天禀赋异常者或有畸形，或有生理缺陷。

特禀体质有多种表现，由于卫气虚损不能抵御外邪，有的人经常无原因地鼻塞、打喷嚏、流鼻涕，容易患哮喘，容易对药物、食物、气味、花粉、季节过敏；有的人皮肤容易起荨麻疹，皮肤常因过敏出现紫红色瘀点、瘀斑。患遗传性疾病者有垂直遗传、先天性、家族性特征，遗传疾病如血友病、先天愚型及中医所称"五迟""五软""解颅"等。患胎传性疾病者具有母体影响胎儿个体生长发育及相关疾病特征，如胎寒、胎热、胎惊、胎肥、胎痫、胎弱等。中医认为，"肾为先天之本""脾为后天之本"，特禀质养生以健脾、补肾气为主，以增强卫外功能。

1. 针灸 纠正过敏体质，取脾俞（双）、肾俞（双）、悬钟（双）、命门、足三里（双）、三阴交（双）等。以上诸穴，可以针刺、艾灸并用，手法上以补法为主。

2. 推拿按摩

尺泽穴：为肺经合穴，位于手臂肘部，取穴时先将手臂上举，在手臂内侧中央处有粗腱，腱的外侧即是此穴。此穴位于血郄之侧，兼具活血之妙，中医讲"治风先治血，血行风自灭"。按摩此穴可治疗无名腹痛、皮肤痒、过敏等病，长期按压此穴，有很好的调理保健功效。手法：伸臂向前，仰掌，掌心朝上，微微弯曲约35°。用另一只手，手掌由下而上轻托肘部。弯曲大拇指，以指腹按压，有酸痛的感觉。每次左右两手各按压 1 ~ 3 分钟。

足三里穴、关元穴：足三里，是足阳明胃经的主要穴位之一，是一个强壮身心的大穴，传统中医认为，按摩足三里有调节机体免疫力、增强抗病能力、调理脾胃、补中益气、通经活络、疏风化湿、扶正祛邪的作用。位于外膝眼下 3 寸，胫骨前嵴外 1 横指处。关元穴，属任脉，位于前正中线上，脐下 3 寸。采用点按法，用大拇指或中指按压足三里穴，两侧穴位同时操作，每次按压操作 5 ~ 10 分钟，每日 2 次，10 日为 1 个疗程。

章门穴：所属经络为足厥阴肝经，位于腋中线，第 1 浮肋前端，屈肘合腋时正当肘尖尽处。该穴名意指肝经的强劲风气在此风停气息。中医认为，各种过敏多与"风"有关，因此推拿章门穴有息风的作用。手法：用掌根揉按穴位，并有胀痛的感觉。左右两侧穴位，每次大约揉按 3 分钟，也可以两侧穴位同时按揉。

3. 膏方 特禀体质的膏方调养以培补正气、疏风散邪为主。可常食何首乌、冬虫夏草、灵芝等调节免疫力的药物，配伍制作膏方。

4. 中药足浴 药用五味子、乌梅、防风、银柴胡、丹参、木通、牛膝、益母草各15g。操作方法同前。

5. 耳穴 耳穴压丸，调养机制为益气固表、养血消风、培补元阴元阳。选穴：耳尖、内分泌、神门、肾上腺反射区。操作方法同前。

6. 饮食调养 饮食宜清淡、均衡，粗细搭配适当、荤素配伍合理。宜食益气固表、补益肺脾、调理肺脾功能的食物，如山药、太子参、糙米、大米、香菇、蔬菜等。坚果类如核桃、杏仁、松子等，水果适合吃鸭梨、石榴、桑椹、葡萄、番茄。夏季里，特禀质的人不妨多吃点大蒜、米醋、生姜、牛奶，这些都有助于提高免疫能力。可以多吃一些枸杞。

少食荞麦（含致敏物质荞麦荧光素）、蚕豆、白扁豆、牛肉、鹅肉、鲤鱼、虾、蟹、茄子、酒、辣椒、浓茶、咖啡等辛辣之品，腥膻发物及含致敏物质的食物。

7. 情志调摄 保持乐观、开朗的情绪，积极进取，节制偏激的情感，及时消除生活中不利事件对情绪的负面影响。合理安排作息时间，正确处理工作、生活和学习的关系，避免情绪紧张。

8. 起居调养 起居应有规律，保持充足的睡眠，不要过度劳累。居室应通风良好，避免过敏原。保持室内清洁，被褥、床单要经常洗晒，以防止对尘螨过敏。室内装修后不宜立即搬进居住，应打开窗户，让油漆、甲醛等化学物质气味挥发干净后再搬进新居。春季室外花粉较多时，要减少室外活动时间，以防止花粉过敏。夏季易患光敏性过敏，注重防晒。不宜养宠物，以免对动物皮毛过敏。在陌生的环境中要注意日常保健，减少户外活动，避免接触各种致敏的动植物，适当服用预防性药物，减少发病机会。

9. 运动调养 根据年龄和性别参加适度的各种体育锻炼，以增强体质、提高免疫力，但不可做过于强烈的运动。天气寒冷时锻炼要注意防寒保暖，防止感冒。可适当跑步、打球。过敏体质者要避免春天或季节交替时长时间在野外锻炼，防止过敏性疾病的发作。

特禀质宜采用八段锦第六式——双手握足固肾腰，以此来温养冲脉，滋养真阴。动作要领：松静站立，两足平开，与肩同宽。两臂平举，自体侧缓缓抬起至头顶上方，转掌心朝上，向上作托举劲。稍停顿，两腿绷直，以腰为轴，身体前俯，双手顺势攀足，稍作停顿，将身体缓缓直起，双手右势起于头顶之上，两臂伸直，掌心向前，再自身体两侧缓缓下落于体侧。

三、特殊人群调养与保健

（一）婴幼儿保健

养生保健应从初生婴儿时做起。中医学在这方面积累了丰富的经验，如

《诸病源候论·养小儿候》就提出"小儿始生，肌肤未成，不可暖衣……宜时见风日"。《小儿病源方论》中还提出了"养子十法"，指出婴幼儿护养应注意背要暖、腹要暖、足膝要暖、头要凉等，对于小儿的保育也有一定的参考价值。

在初生婴儿的护养问题上，中医强调要做到以下几点。

细照料：婴儿出生以后，从胎内环境转变为胎外环境生活，在生理上起了很大变化。初生婴儿刚离母体，脏腑娇嫩、形气未充这一生理特点显得更为突出，犹如草木方萌，机体异常娇嫩脆弱，病力弱，特别需要细心照料，精心调护，方能使其逐渐适应新的生活环境，否则极易患病，且多起病急骤，变化迅速，容易造成不良后果。

洁口腔，清胎毒：婴儿初生时，口中常有羊水等秽液，必须及时清除，否则易致胃肠道和口腔疾患。出生后可用消毒棉花裹指，将口内秽液拭净，继而用金银花、野菊花、生甘草各 3g，煎汁拭口，并另以少量给婴儿吮啜。也可用黄连 1g，加水少许，隔水蒸后，将药汁少许滴入婴儿口中，并用温开水送服，连服 3 日；还可用生大黄 0.9g 煎服，连用 3 日。

护好脐，防感染：虽然目前普遍推行新法，接生脐部感染及新生儿破伤风得到遏制，但出生时断脐毕竟是一次开放性损伤，消毒不严，又未注意脐部清洁卫生，就有可能发生脐风或脐疮。应该注意的是：婴儿脐带尚未脱落时，给婴儿洗浴中，不要让浴水渍入脐内，还应勤换尿布，不使尿液浸渍脐部。脐带脱落后，若脐眼处渗液者，可用龙骨散或煅牡蛎、炉甘石粉撒于脐部，保持干燥，但要注意扑粉不宜太厚。

勤护眼，常浴身：婴儿出生后，可用黄芩制成的眼药水滴眼，或以消毒生理盐水冲洗眼睛，有清热、解毒、明目之效。另外，可用清洁棉花蘸植物油类将腋下和鼠蹊部积聚的皮脂轻轻揩去，然后穿衣。婴儿生后即可洗浴，洗浴时一要注意护脐，勿使脐部浸湿；二要注意水温，一般以 36 ~ 37℃为宜；三要注意洗浴巾的选择，以清洁柔软的纱布为好，洗浴后用纱布拭干周身，随即用六一散扑之，再穿好衣服。注意：早产婴儿不宜过早水浴。

总而言之，初生婴儿在生理上对外界环境需要一个适应期。婴幼儿患病后反应性差，有些疾病又与胎内及分娩过程有关，如早产、畸形、窒息、胎黄、脐风脐部感染、呼吸道感染、惊风等。因此，在喂养、保暖、隔离消毒、细心护理、防止皮肤黏膜损伤等方面，都特别重要。

（二）儿童保健

1. 针灸　儿童脏腑娇嫩，脏腑功能薄弱，一旦饮食生冷或乳食过量，脏腑功能易发生紊乱，从而出现运化功能失常；若卫外功能不强，易被外来之邪侵袭，如遇天气骤变易发外感疾病，故儿童以胃肠疾病和外感疾病为多。运用艾灸可加强儿童脾胃及卫外功能，从而减少儿童疾病的发生。

灸足三里、天枢、中脘加强脾胃功能，灸风门、足三里加强卫外功能。采用温和灸或隔姜灸，每次 5 ～ 10 分钟。每日 1 次，每灸 10 次，休息 3 日，可达到预防保健的目的。

脾胃虚弱、易患胃肠病者，可灸身柱配天枢；体质较弱、易感冒者，可灸身柱配风门。身柱位于项后第 3、4 胸椎棘突之间，有补肾强体、宁心安神、理肺健脾的作用。天枢位于腹部，肚脐旁开 2 寸处，左右各一，有调理胃肠、降气和胃的作用。风门位于第 2 胸椎棘突卜旁井 1.5 寸处，左右各一，有宣肺散邪、调理气机的作用。可用艾条温和灸或雀啄灸，一般单穴每次灸 10 分钟左右，双穴每穴每次灸 5 分钟左右。3 日灸 1 次，每个月不超过 10 次。

儿童保健常用穴位。

积食发热：大椎、中脘、天枢、神阙、身柱、公孙。

感冒发热：大椎、身柱、风门、肺俞。

体弱发热：大椎、曲池、合谷、外关。

过敏性鼻炎：百会、迎香、印堂、大椎、肺俞、神阙、身柱。

反复咳嗽：列缺、尺泽、肺俞。

遗尿：关元、气海、中极、肾俞、命门、腰阳关、百会。

腹泻：天枢、中脘、关元、上巨虚。

便溏：中脘、身柱、神阙。

便秘：天枢、关元、大肠俞、支沟、承山。

湿疹：大椎、肺俞、血海、曲池、合谷、神阙。

呕吐、腹胀、腹痛：胃俞、天枢、中脘、内关、足三里。

儿童艾灸注意事项：①儿童保健艾灸可根据具体情况采取不同的施灸方法，一般要坚持 1 ～ 6 个月，直至儿童健康为止。②儿童皮肤对温热疼痛感觉敏感度较差，加上好动，不能配合，故在施灸时要格外小心。操作者要将自己的手放在小孩施灸部位，以感知小孩灸温的强弱，谨防烫伤。③最好在空气流通、清洁干燥的房间中进行。④艾灸过程中要密切观察，隔姜、蒜灸时，要轻轻移动姜片、蒜片，谨防烫伤。⑤为避免温度过高，可以边灸边将手置于施灸部位两侧，以感知施灸部位的温度，避免温度过高烫伤皮肤，或温度过低没有效果。⑥穴位选择上，不需要全身穴位都灸，只需要针对小儿身体的特点，几个常用的穴位如肺俞、身柱、脾俞、胃俞、神阙等。⑦另外，要注意艾灸时间不可过长，一般每个穴位每次灸 10 分钟即可，年龄大些不超过 20 分钟。

2. 推拿按摩　儿童稚阳稚阴的生理特性决定了儿童对外界环境的依赖性，且存在一定被动的适应性，作为一种物理刺激方式，小儿推拿能够通过较为柔和的外界环境因素对其形成双向调节的积极影响作用，无论面对儿童何种生长状况，均能够有效促进儿童生长发育。对于机体生长旺盛的小儿，通过推拿可有效发挥推波助澜的促进作用；对于机体生长发育不完全的小儿或身材矮小者，通过推拿能够有效改善儿童生长发育；对于智力发育迟缓者，通过小儿推拿能够有效健脑益智；对于营养不良的小儿，开展推拿手法能够发挥不同补泻作用，有效增强胃腑功能，调节小儿脾胃功能。

小儿推拿优势特点相对较多，如推拿手法主要以平稳有力、轻柔的推拿手法为主，在推拿过程中执行由头面部、双上肢、胸腹部、腰背部、双下肢的顺序，可辅助使用葱汁、姜汁等物，通过不同推拿手法发挥不同的补泻作用，且小儿推拿十分重视归经疗法、腹诊法、五行学说等。

捏脊：位置在背脊正中，督脉两侧的大椎至尾骨末端处。操作者用双手的中指、无名指和小指握成空拳状，食指半屈，拇指伸直并对准食指的前半段。施术从长强穴开始，操作用双手食指与拇指合作，在食指向前轻推患儿皮肤的基础上与拇指一起将长强穴的皮肤捏拿起来，然后沿督脉两侧，自下而上，左右两手交替合作，按照推、捏、捻、放、提的前后顺序，自长强穴向前捏拿至脊背上端的大椎穴捏一遍。如此循环，根据病情及体质可捏拿 4 ~ 6 遍。从第 2 遍开始的任何一遍中，操作者可根据不同脏腑出现的症状，采用"重提"的手法，有针对性地刺激背部的脏腑俞穴，以便加强疗效。在第 5 遍捏拿儿童脊背时，在儿童督脉两旁的脏腑俞穴处，用双手的拇指与食指合作，分别将脏腑俞穴的皮肤，用较重的力量在捏拿的基础上，提拉一下。捏拿第 6 遍结束后，用双手拇指指腹在儿童腰部的肾俞穴处，在原处揉动的动作中，用拇指适当地向下施以一定的压力，揉按结合，可消食积、健脾胃、通经络。

足三里穴：足阳明胃经的主要穴位之一，位于小腿前外侧，犊鼻下 3 寸，距胫骨前缘一横指处。操作者用拇指端按揉，每次 1 ~ 3 分钟。具有健脾益胃、强壮体质的作用。

肩井穴：足少阳胆经的常用腧穴之一，位于大椎与肩峰端连线的中点上，前直对乳中。操作时，一手捏拿小儿的肩井穴，另一手握住小儿食指和无名指，将上肢伸摇数次。不论何种病症进行推拿治疗，都以本法作为结束手法，所以又名"总收法"（收诊法）。拿肩井有畅通一身气血等作用。

儿童推拿按摩注意事项：①推拿时，应选择避风、避强光、噪音小的地方、室内应保持清静、整洁，空气清新，温度适宜。推拿后注意避风，忌食生冷。②推拿时操作者要保持双手清洁，摘去戒指、手镯等饰物，指甲要常修剪，刚剪过的指甲，一定要用指甲锉锉平，冬季推拿时双手宜暖。③儿童过饥或过饱，均不利于按摩疗效的发挥，在儿童哭闹之时，要先安抚好儿童的情绪再进行推拿。④儿童皮肤娇嫩，按摩时切勿抓破皮肤。家庭推拿一般可使用按摩油或爽身粉等介质，以防推拿时皮肤破损。⑤手法的基本要求是均匀、柔和、轻快、持久。⑥手法的操作顺序一般是先头面，次上肢，再胸腹腰背，最后是下肢；也可先重点，后一般；或先主穴，后配穴。拿、掐、捏、捣等强刺激手法，除急救以外，一般放在最后操作，以免儿童哭闹不安，影响治疗的进行。⑦一般情况下，推拿一次总的时间为 10 ~ 20 分钟。但是由于病情和年龄的不同，在推拿次数和时间上也有一定的差别。年龄大、病情重，推拿次数多、时间相对长，反之则次数少、时间短。一般每日 1 次，重症每日 2 次。⑧在施行手法时要注意儿童的体位姿势，原则上以使儿童舒适为宜，并能消除其恐惧感，同时还要便于操作。⑨儿童推拿的禁忌证：骨折、创伤性出血；皮肤破损、皮肤溃疡；烧伤、烫伤；急性、烈性传染病；癌症及危重病症等。⑩每次推拿最好只针对一个不适症状，如果保健和治疗目的太多，推拿的穴位太杂，会影响最终效果。

3. 刮痧 背部为五脏之俞穴聚集之地，背部刮痧可疏通相关脏腑经络，加快体内毒素排出。人体的手、足三阳经通过颈部，督脉总督人体一身之阳气，阳经通过督脉灌输于脑，经常对颈、肩、腰、背部进行刮拭，可以补益人体正气，清理机体的代谢产物，调整经络、五脏六腑的生理功能、平衡阴阳、扶正祛邪，以保持体内环境恒定。同时对背腰部的督脉、夹脊穴及膀胱经进行刮拭，有助于调理脏腑、健脾养胃，有利于幼儿及青少年生长发育，增强食欲，改善营养不良状态。用刮痧板厚边进行单向刮拭，刮拭线尽量拉长，用力均匀，对于肩部肌肉丰满部位应稍加用力，刮拭背腰部要避免伤及脊椎。

颈肩部：从风池穴开始至肩峰端。

背腰部：刮拭背部正中线，从大椎穴开始至长强穴处。

刮拭膀胱经：从大杼至白环俞，即脊椎旁开 1.5 寸的足太阳膀胱经循行的第一侧线。

刮拭夹脊穴：与督脉大椎至腰阳关相平行的双侧夹脊。

4. 饮食调养

（1）合理搭配饮食：应让儿童多样化饮食，食物搭配要含营养素齐全、比例适当，以满足儿童生长需求。比如粗细搭配、荤素搭配、酸碱搭配等，有助于各种营养成分的互补，提高食品的营养价值。避免调食导致体内缺乏某种营养元素，也要避免某种食物过多导致体内营养过剩。

（2）规律饮食：儿童要定时、定量进食。保证用餐时间规律，避免出现长时间饥饿，以免导致胃长期处于饥饿状态而引发胃部疾病。规律饮食还可以有效补充体内所需要的营养成分，保证儿童体内不缺乏营养物质，有助于提高身体抵抗力和免疫力。

儿童还要注意避免暴饮暴食，以免摄入食物过多，导致胃内食物堆积，增加胃肠道负担，造成消化不良等胃部疾病。儿童暴饮暴食还会导致体内能量过剩，造成脂肪堆积，导致儿童肥胖，严重时还可出现脂肪堆积在脏器内的情况，导致患者出现疾病。还应注意避免食用辛辣、油腻、生冷、寒凉的食物，会加重胃肠道负担，引发疾病。

（三）儿童营养不良调养

儿童营养不良是营养不足、微量元素不足、营养过剩或不均衡以及与膳食相关的疾病。儿童生长发育对营养摄入的需求非常高，长期摄食不足是营养不良的主要原因，不良饮食习惯以及对儿童喂养知识的缺乏都会导致营养元素吸收不均衡。如多产、双胎及早产儿，若不注意科学喂养，常引起营养不良。唇裂等先天畸形及结核等慢性消耗性疾病，也可出现营养不良，临床多表现为生长迟缓、体重不增或减轻、消瘦，甚至水肿、皮下脂肪逐渐消失，一般顺序为腹、胸背、腰部，双上下肢，面颊部。严重者可发生肌肉萎缩，运动功能发育迟缓，智力低下，免疫力差，易患消化不良及各种感染。

根据儿童营养不良的发病特点与临床症状，其多属于中医学的"疳证"范畴，疳之病名，始见于《诸病源候论·虚劳病诸候·虚劳骨蒸候》，"蒸盛过伤，内则变为疳，食人五脏""久蒸不除，多变成疳"，描述了疳证的病因病机。疳证起病隐匿，病程迁延难愈，消耗气血津液且无以资生，日久气血虚衰，不能抵御外邪，易于感染，滋生他病。

临床上此病多见虚证，因虚致实、因实致虚及虚实夹杂的情况也同样存在。疳证病位主要在脾胃，结合儿童生理病理特点及脏腑理论，脾胃并居于中焦，可出现脾气虚、脾阴虚、脾气阴两虚，也可因脾虚纳运失健，出现脾虚夹积、脾虚夹湿热、脾虚肝旺等。此病涉及多脏的情况也较常见，如脾虚及肾、心脾两虚等。

1. 针灸

（1）针刺：取中脘、天枢、气海、足三里、脾俞、胃俞、肾俞穴。用毫针刺，中等刺激，不留针。每日1次，10次为1个疗程。或取双手四缝，局部皮肤消毒后，用三棱针或粗毫针针刺，约1分深，刺后挤出黏性黄色透明液体。每日或隔日1次，直至针后无液体挤出为止。

（2）艾灸

主穴：脾前、胃前、中脘、章门、神阙、足三里、内关、涌泉、四缝。

配穴：午后潮热加大椎，积滞内停加下脘、商丘。

施灸方法：艾柱隔姜灸，每次选2～3穴，每穴3～5壮，艾柱如黄豆大，每日1次，亦可用艾条温和灸，10次为1个疗程。

2. 推拿按摩 推补脾经、运内八卦、揉足三里、揉中脘、推三关、推补大肠、摩腹、揉脐。便秘加推下七节骨，腹胀加拿肚角，食积者加揉板门。每日推拿1次，7次为1个疗程。

捏脊：两手沿着脊柱的两旁，用捏法把皮捏起来，边提捏边向前推进，由尾骶部捏到枕项部，重复3～5遍。捏脊疗法通过对经脉拿捏起到健脾强肾、补益气血的作用，改善消化吸收功能的同时刺激神经系统，不仅有利于大脑神经发育，还可使韧带弹性增加，促进肌肉发育。

四横纹：四横纹是在手掌面，食、中、无名、小指从指尖方向数第二条横纹，每只手有四穴。操作者可以让儿童四指并拢，从食指横纹推向小指横纹，持续推拿1～2分钟。具有理中行气、化积消胀、退热除烦的功效，适用于消化不良造成营养不良的儿童，同时可防治疳积、腹胀、厌食。

另外，可刺激督脉及膀胱经等相关俞穴。脊背为五脏六腑阴阳之所会，脏腑精气之所注，经血之总归。而督脉总一身之阳气。通过推拿背俞穴及督脉，以刺激调节机体的阴阳气血，调整脏腑之阴阳，促进水谷精微布达各个脏腑，起到改善患儿的食欲、精神状态，提高机体免疫功能等功效，从而达到改善儿童营养不良的目的。

3. 贴敷 取桃仁、杏仁、生山栀各20g，晒干研末，加冰片、樟脑各1g和匀，制成疳积散。每次取药末20g，用鸡蛋清调拌成糊状，敷布在两侧内关穴。纱布包扎，不宜太紧。24小时后除去，3日敷1次，连敷3次。

4. 膏方 党参、炒白术、茯苓、扁豆可以健脾益气，振奋脾阳；炒鸡内金、麦芽等可改善胃肠道功能，增加胃肠蠕动，促进消化，增加食欲，全方健脾和促消化两方面兼顾，更适合孩子的体质。膏方应在健康时服；服药期间，若遇感冒咳嗽、发热腹泻等情况应该停服，待疾病痊愈后再恢复服用；服药期间，忌食萝卜、虾、蟹、浓茶及辛辣刺激的食品；便溏畏寒者，忌食生冷之品。

消化不良、食积者可选用小儿健脾消积膏，由山药、山楂、谷芽、麦芽等中药组成。具有健脾胃、消食去积的功效。用于小儿脾虚胃弱，消化不良，吸收功能低下，以及厌食的患儿。

服用膏方要取得好的效果，能充分消化吸收是关键。若儿童脾胃运化功能较差，舌苔厚腻，没有食欲，直接服用膏方不仅影响对膏方的消化吸收，还会加重脾胃负担，出现各种不适症状。因此，在此类儿童正式服用膏方前，应先以运脾健胃、理气化湿的中药改善其脾胃功能，为膏方的消化吸收创造有利的条件，通常中药应提前于膏方 2～3 周服用。这些"开路药"的另一作用是通过试探性的调补，观察服药后的反应，有助于选择调补对路的膏方。对于脾胃功能正常的小儿，不强调必须服用"开路药"，可以直接服用膏方，做到及时进补。

5. 耳穴　取胃（耳郭脚消失处）、脾（紧靠对耳郭缘），以拇指、食指按压穴位至耳部发红、发热，反复如此，持续时间 5～10 分钟。可以起到和胃降逆、健脾消食的功效。

6. 饮食调养

（1）多吃富含蛋白质的食物：儿童正处于身体快速发育阶段，无论是骨骼细胞的增生，还是肌肉、脏器的发育等，都离不开蛋白质，因此，儿童营养不良要补充蛋白质。平时多吃牛奶、花生、瘦肉、鱼虾、禽蛋、豆制品等富含蛋白质、卵磷脂、赖氨酸的食物，有利于大脑的发育和身体的生长。

（2）多吃富含维生素的食物：维生素是维持生命的要素，是孩子生长发育所必不可少的，维生素最好的来源是新鲜的蔬菜水果，虽然动物肝脏、鸡蛋中含有维生素，但含量一般较低，因此儿童营养不良要多吃新鲜的蔬菜水果。

（3）多吃富含钙、磷的食物：钙、磷等微量元素是构成骨骼的主要成分，对身体发育有着重要的影响。因此，小孩营养不良要多吃牛奶、虾皮、豆制品、排骨、骨头汤、紫菜、芝麻等富含微量元素的食物。另外，可多晒太阳，增加紫外线照射的机会，从而保证骨骼的健康成长。

但是营养不良的儿童可能存在消化吸收能力的下降，所以需尽量选择易消化的食物。为了预防营养不良的发生，要少吃花生、玉米等坚硬、难以消化的食物，忌食煎、炸、熏、烤和肥腻、过甜的食物，还要少用芝麻、芝麻油、葱、姜和各种香气浓郁的调味料。

7. 起居与运动调养　保证儿童的睡眠充足。重视锻炼，经常带儿童到户外，利用天然条件，呼吸新鲜空气，多晒太阳，常开展户外活动及体育锻炼，增强体质。体质过于虚弱者可选择太极拳、八段锦等导引术。

（四）儿童感冒、发热防治

1. 针灸　儿童风寒感冒中选用曲池、尺泽、合谷、足三里。若头痛者加印堂；呕吐者加内关、中脘。风热感冒选用曲池、尺泽、合谷、足三里。若热甚者加肺俞、风门，疏风清热；咳重者加中府、肺俞，宣肺止咳；咽痛重者加少商、商阳，清热利咽。暑邪感冒选用曲、尺泽、合谷、足三里、中脘、天枢，若恶心呕吐、苔腻者，加中脘、内关，清化湿热、除湿宽胸；泄泻者，加天枢、支沟，清肠化湿。虚证者选用曲池、尺泽、合谷、足三里、肺俞、脾俞、肾俞、关元、气海、中脘。若恶寒鼻塞者，加风池、风门以祛风散寒。

选取大椎、少商、商阳、耳背紫筋（耳尖下外 8 分）处进行针刺放血，同时在大椎穴针眼上即刻拔罐，手法要求稳准轻快。治疗外感发热。

2. 推拿按摩

四神聪穴：在头顶部，百会前后左右各旁开 1 寸处，共 4 穴。用手指逐一按揉，先按左右神聪穴，再按前后神聪穴，每次 1 ～ 3 分钟。具有醒神益智的作用。

推坎宫：用两手大拇指指腹沿眉毛上缘向两侧分推至眉梢，一般分推 24 次，常用作每次推拿的第二个步骤。有发汗解表、开窍醒神等作用。可治疗感冒、发热、头痛、目赤痛等症。

开天门：医者用两手大拇指指腹自眉心交互推至前发际，推 24 次，常作为每次推拿的第一个步骤。有发汗解表、开窍醒神等作用。可以治疗感冒、发热、头痛、惊风、神疲乏力等症。

推攒竹：属足太阳膀胱经。在面部，当眉头陷中，眶上切迹处。用两拇指自下而上推两眉中间至发际，30 ～ 50 次，主治发热头痛。

曲池：屈肘成直角，当肘弯横纹尽头处。可疏通手阳明大肠经，用于局部保健，调理大肠病症及热证，治疗一切热证如发热、咽痛、头痛以及眩晕、腹痛、腹泻等。

清天河水：用食指和中指指面自腕部推向肘部，100 ～ 300 次，主治发热。

迎香穴：鼻翼外缘中点旁，当鼻唇沟中。双手拇指分别按于同侧下颌部，中指分别按同侧迎香穴，其余 3 指则向手心方向弯曲，然后使中指在迎香穴处做顺时针方向按揉，每次 1 ～ 3 分钟。具有宣通鼻窍的功效。

揉迎香：在鼻翼外缘中点旁，当鼻唇沟中。揉鼻翼两侧的迎香穴，20 ～ 30 次，主治鼻塞流涕。

揉膻中：在前正中线上，两乳头连线的中点。用中指端揉膻中，50 ～ 100

次，主治胸闷咳喘。

掐总筋：用大拇指轻轻按掐腕横纹中点，另一手握住患儿手指轻轻摇其腕关节，常用作每次推拿的第四个步骤。有清心火、止惊搐、畅四肢等作用，也可用于口舌生疮、潮热、感冒鼻塞、四肢抽搐等症。

运太阳：用两手大拇指指腹分别按在两侧颞部太阳穴上，作轻柔缓慢的环形移动，向眼方向运为补，向耳方向运为泻。一般运 24 次，每运 3 次后轻轻按一下，常用作每次推拿治疗的第三个步骤。有发汗、止汗、明目醒神等作用。

3. 刮痧 为预防感冒，刮痧通常选在后背部脊柱与肩脚骨之间的区域。若平时小儿感冒后易咳嗽或扁桃体易发炎，可加刮双侧斜方肌上缘；若小儿平素胃肠功能不佳，可加刮第 5 至第 12 胸椎区域。时间一般在天气变化前 1 ～ 3 日，对小儿进行刮痧，可以最大程度调动小儿自身的抵抗力，使小儿以最佳的机体免疫状态去应对天气变化。在感冒前期或迁延期，也可进行刮痧治疗，刮后背膀胱经，以将表邪及时祛除，可以促进疾病的痊愈。一天之中，中午天气暖和，适宜刮痧，或睡前进行。对小儿一般用轻刮法和直线刮法。

治疗外感发热，可选取以下穴位。

头面部：太阳、印堂、天门。

背部：大椎、脊柱两侧膀胱经及颈部夹脊穴。

上肢：三关、六腑、天河水。

4. 膏方 对于经常感冒咳嗽、体质虚弱的儿童，膏方常用四君子汤、参苓白术散、玉屏风散等做基本方，这些方剂药性平和，配伍精当既可食用，又可药用，且重在调理脾胃。然后根据其脏腑、气血、阴阳以及痰湿、食积、郁热、瘀阻等情况进行组方，优势在于一人一方，根据小儿不同体质、不同疾病，经过辨证施治后处方用药，用药针对性强，达到既能疗疾，又能补虚防病，增强体质的目的。

培元防感膏：桂枝 100g，白芍 100g，生黄芪 150g，孩儿参 100g，麦冬 120g，五味子 100g，防风 100g，炙甘草 60g，炒麦芽 100g，黄芩 120g，熟地黄 200g，生杜仲 30g，半夏曲 100g，荆芥穗 60g，鹿角胶 100g，龟甲胶 100g，生姜汁 100mL，饴糖（麦芽糖）100g，大枣（劈开）50g。咳嗽者，加杏仁、炙款冬花以宣肺止咳；肺卫虚火，夜热早凉之阴虚证患者，加青蒿、银柴胡以清宣肺热；眼红、扁桃体肿大者，加玄参、射干以利咽消肿，神疲乏力、下肢无力、眼睑浮肿之阳虚者，加桂枝、干姜，或可加大生黄芪剂量以温阳化气。

小儿固金膏：以百合、山药、炒白扁豆、山楂、大枣等中药组成。功效为健脾补肺，培土生金。用于小儿脾虚肺弱，小儿平素体虚，容易感冒，以及反复呼吸道感染恢复期的治疗。

小儿宣肺通窍膏：以黄芩、桔梗、辛夷花、蜜麻黄、甘草等中药组成。功效为宣肺通窍，化痰止咳。用于小儿鼻炎、外感咳嗽。

5. 药浴

（1）药浴防治外感发热：薄荷、柴胡、荆芥、苏叶各30g，加水煎煮至1000mL，再加入温水5000mL，将浴液置于恒温药浴盆中，使温度保持在39℃左右。患儿适应药温后慢慢坐入盆中，浴液浸过脐部以上，洗浴15～25分钟，在洗浴过程中舀盆中药液缓慢冲洗液面以上的皮肤，每日2次。

注意事项：药浴过程中密切观察患儿的体位、面色、精神、呼吸等情况，营造和谐、趣味性的洗浴过程，缓解患儿紧张情绪。洗浴完成后用吸水毛巾将其身体以及头发擦干，用浴巾包裹并穿好衣服，在浴室内休息8分钟。

（2）全身药浴防治风寒型外感发热：荆芥40g，苏叶40g，青蒿80g，生姜40g，艾叶40g，麻黄20g，桂枝30g，川芎30g。操作方法同前。

（3）中药粉浴足防治急性上呼吸道感染发热：香薷、紫苏叶、荆芥、连翘、广藿香、青蒿等各15g加减。烘干后制备中药浴足药粉，加入足浴盆，倒入温开水，水温取约40℃，浸泡双足超过双侧踝关节，热水浴足时间为20分钟左右，以全身微汗为标准，根据退热情况每日浴足1～2次。

注意事项：①浴足期间要注意水温温度计，预先测试，避免烫伤。②足浴期间注意揉搓双足，促进药效发挥。③出汗后要及时更换汗湿的衣裤，避免着凉。④足浴期间有异常情况，比如惊厥、双足等不适，要立刻停止浴足。

6. 饮食调养　儿童感冒发热后的饮食要尽量以清淡、富含水分、营养丰富的食物为主，同时要注意饮食方式，避免一次进食过多，可以采取少量多次的进食方式，更有利于促进胃肠消化，使病情尽快好转。

①清淡的食物。儿童感冒发热后味觉下降，食欲不振，可以吃一些清淡的食物，比如面条、大米粥、小米粥等。应避免过于甜腻、辛辣的食物，也要避免腌制类食物的摄入，以免造成胃肠黏膜刺激，进而影响营养的摄取。

②味觉下降。食欲不儿童感冒发热后可能会有呕吐症状，严重时身体会发生脱水，需要进食富含水分的食物予以补充，比如蛋花汤、面汤、蔬菜汤、温果汁等。此类食物有利于促进身体排汗、排尿、排便，有助于缓解感冒发热的症状。

③症状。富含水分的儿童感冒发热后虽然消化功能欠佳，但是也要适当补充营养，这样才能有利于为身体供能，常见的食物有牛奶、鸡蛋羹、鸡肉等，

但是进食量不能过多，否则会加重胃肠道的消化负担，有可能会引起腹痛、腹泻等症状，影响康复。

推荐：①西瓜汁：夏季发热，可以饮用西瓜汁，既可以解渴退热，又可吸收瓜汁中的单糖和多种维生素等营养；②鲜梨汁：儿童发热咳嗽时适合饮梨汁，梨具有润肺清心、消痰止咳、解热生津的作用，且梨中含糖较多，还含钙、磷、铁和维生素；③鲜橘汁：柑橘具有健胃、祛痰、镇咳的功效，且含有维生素C、糖类及矿物质。

少食辛辣刺激、油腻性食物及甜食，忌鱼、虾、海鲜类食物，以免助长体内热邪，引起咳嗽的症状，造成疾病迁延不愈。

（五）儿童腹泻防治

儿童腹泻病是一组多病原、多因素引起的以大便次数增多和大便性状改变为特点的临床常见综合征。儿童腹泻病是儿科的常见病和多发病，其发病率仅次于呼吸系统疾病。尤其在夏季，人体毛孔开泄，阳气外浮，体内空虚，但此时家长很容易误给孩子吃凉食冰品解暑，极易造成肠胃功能紊乱，导致小儿腹泻、腹痛的发生。5岁以下儿童每年平均发生3.2次腹泻。儿童腹泻危害性大，如不及时治疗，易导致儿童营养不良，影响生长发育，严重会威胁生命。儿童腹泻病的病因以感受外邪、饮食所伤或脾胃虚弱多见。其病位在脾胃，病机关键为脾虚湿盛。《难经》曰："湿多成五泄。"《幼幼集成·泄泻证治》记载："夫泄泻之本，无不由于脾胃。"中医辨证分型主要有寒湿泻、湿热泻、伤食泻、脾虚泻。中医治则以健脾化湿为主。《小儿按摩经》中记载："大肠有病泄泻多，脾土大肠久搓摩。"

1. 针灸 天枢穴是足阳明胃经的一个重要穴位，同时又是手阳明大肠经的募穴，所以通过针刺按摩此穴，对肠胃系统发生的病症有着独特的疗效。该穴位于人体的腹部，与脐相平，约前正中线旁开两寸处取穴。具体的操作手法为，在腹部定位此穴，然后进行术前消毒，接着手持毫针，以执器的手法进针1～1.5寸。并通过提插捻转的方法，待腧穴部位得气后，留针15分钟。对于大多数儿童而言，在其腹泻症状不太严重的情况下，可以先选择揉按天枢穴，这样可以减少小儿的抵抗，有利于对疾病的治疗。

针刺配合推拿，可有助于健脾渗湿、运脾利湿，在补益手法中增加清热利湿之法有助于平补平泻。补大肠和脾经可运土入水；按摩患儿腹部，揉捏背脊，可健脾胃；燥补升敛注重调节患儿气机，在补时不会出现气机阻塞而壅滞不通的情况；清大肠、小肠则有利于清除湿热，淡渗分利，保护脾胃在泄泻时不被损伤,避免伐伤正气;捏脊背,按摩腹部,针灸或者是揉按三阴交、足三里则达到强身健体,提高身体免疫力,保健脾胃之效,也可作为日常保健手法。针刺配合推拿治疗可标本兼治,补中有泻,寓泻于补,两者配合,切中病机,在各类型泄泻治疗中均可获得可观疗效。

严重者可针刺足三里、气海、关元、天枢,强刺激,不留针,手法用补法。每日2次。艾条使用"温和灸"法,灸足三里、神阙、天枢、气海、关元,每日灸2次,气海、关元、天枢每次灸7~10壮,足三里、神阙灸10~15壮,10日为1个疗程。

2. 推拿按摩 常用止泻四法如下。

揉龟尾:龟尾位于人体臀部的尾椎骨处。揉龟尾时操作者用大拇指指腹轻按于龟尾穴上,然后做轻柔缓和的回旋转动。能通调督脉之经气,有调理大肠的功能,对止泻、通便有一定效果。

推七节骨:位于腰骶部正中,第4腰椎至尾骨末端处。操作者用拇指桡侧面或食指、中指指面自下而上或自上而下直推30次。向上推为推上七节骨,主治泄泻、便秘、脱肛、遗尿等;向下推为推下七节骨,治疗便秘。

摩腹:对腹部进行有规律的特定按摩。腹部是气血生化之所,摩腹既可健脾助运而直接防治脾胃诸疾,又可培植元气,使气血生化功能旺盛,防治脾运不健、消化不良、水谷积滞、腹胀中满等,也可起到防治全身疾患的作用。

揉脐:用掌着力于脐部,做轻柔和缓的环旋活动。一般单掌操作,亦可双掌重叠,吸定于体表治疗部位上,带动皮肤、皮下组织一起,做轻柔和缓的环旋动作。可止泻痢。

在以上四法的基础上,再根据证型进行加减如下。

清小肠:用拇指和其余的四个手指相对,握住患者的四个手指,让患者小指的尺侧暴露,然后用右手的拇指推它,从指根推到指尖。可利尿止泻、泌别清浊、清膀胱之热。主治尿闭、小便不利、水泻无小便、口舌生疮。

补大肠经:部位位于食指桡侧缘,从指尖至虎口成一直线,从食指指尖直线推向虎口。补大肠经可以涩肠固脱、温中止泻,治疗小儿虚寒腹泻、脱肛、痴呆等病症。

补脾经:部位位于拇指末节螺纹面或拇指桡侧缘,由指尖至指根呈一直线。操作者用左手握住受试者左手,以拇指、食指提捏住受试者的拇指,并使其弯曲;然后再用右手拇指单一方向推按受试者的拇指,自指尖向指根的方向为补法。切记不能循环推,只能按照同一方向进行推拿。此法有益气养血、补脾和胃、消食化积的功效,用于治疗小儿脾虚泄泻、消化不良、食欲减退等。

揉天枢：天枢位于腹部，横平脐中，前正中线旁开2寸。具有治疗消化系统疾患的功效，可缓解便秘、腹痛、腹泻、肠炎、胃炎、胃溃疡等消化系统的症状。

按揉足三里：足三里位于小腿外侧，犊鼻下3寸，犊鼻与解溪连线上。可疏通足阳明胃经，用于消化系统的保健，治疗腹痛、腹胀、便秘、腹泻、呕吐等。

分推大横纹：用大拇指指腹自总筋向两侧分推，常用作每次推拿的第5个步骤。有调和气血、止泻痢、除寒热、去腹胀、通二便等作用。也可治疗惊风、痫症、昏迷、抽搐、泄泻、痢疾、黄疸、咳嗽、痰喘等症。

3. 拔罐 常选穴位如脾俞、胃俞、大肠俞等，选取大小适宜的玻璃罐，在所选的穴位上采用闪火法进行拔罐，然后留罐1～5分钟，据患儿的年龄大小、病情轻重确定拔罐的力度和留罐的时间。拔罐过程中注意不要烫伤患儿的皮肤，力度不要过大。一般每日1次，可左右交替取穴。3日为1个疗程。

4. 膏方

脾胃虚弱型：主要症状为大便稀溏，或食后作泻，色淡不臭，时轻时重，反复发作。面色萎黄，肌肉消瘦，神疲倦怠，舌淡白。用阿胶150g，党参150g，黄精100g，太子参300g，怀山药300g，白术100g，茯苓150g，炒薏苡仁300g，炒白扁豆150g，陈皮60g，砂仁60g，白豆蔻60g，焦山楂150g，莲子150g，芡实150g，车前子100g，谷芽150g，甘草30g。腹痛腹胀者，加木香60g，枳壳100g；久泻不止而无夹杂积滞者，加煨诃子100g，赤石脂150g。

脾肾阳虚型：主要症状为久泻不止，食入即泻，粪质清稀，或见脱肛，形寒肢冷，面色白，精神萎靡，睡时露睛，舌淡苔白，脉细弱。用阿胶150g，补骨脂100g，煨肉豆蔻90g，五味子100g，黄芪150g，党参50g，炒白术100g，茯苓150g，吴茱萸50g，芡实150g，莲子100g，益智仁90g，山药200g，薏苡仁300g，陈皮60g，干姜30g，大枣100g，甘草50g。久泻不止者，加煨诃子60g，赤石脂60g；畏寒腹痛者，加干姜60g，附子20g。

脾虚肝旺型：主要症状为腹痛肠鸣，烦躁易怒，哭闹即泻，大便色青，食欲不振，形瘦肉松，舌淡苔白，脉弦细。用阿胶100g，柴胡60g，白术150g，白芍300g，青皮60g，陈皮60g，木香50g，砂仁60g，泽泻60g，太子参300g，黄精150g，佛手90g，制半夏60g，乌梅100g，煨诃子100g，山药150g，茯苓150g，芡实250g，莲子150g，甘草30g。消化不良者，加鸡内金60g，山楂60g；泄泻次数多、泻下如水者，加肉豆蔻90g，五味子100g。

5.饮食调养

（1）清淡易消化的食物：儿童腹泻与个人饮食习惯有关，若经常食用生冷食物或暴饮暴食，都有可能会导致腹泻。因此要注意饮食清淡，适量食用易消化的食物，如小米粥、蔬菜粥、山药粥等，避免增加胃肠道负担，有助于预防和改善腹泻症状。

（2）富含蛋白质食物：在儿童腹泻期间也可以适量食用富含蛋白质的食物，如鸡蛋羹、牛奶等，适量食用可以补充身体所需要的部分营养成分，有利于疾病的恢复。但需要注意避免一次性食用太多，以免增加胃肠道负担。

（3）富含维生素食物：若腹泻症状较轻，可适量食用富含维生素的食物，如芒果、榴莲、白菜、桃子等，可以补充人体需要的维生素，有利于身体的恢复。但需要注意避免一次性食用太多，以免加快胃肠蠕动，加重腹泻。

若腹泻情况持续得不到改善，建议可在医生的指导下服用止泻药物进行治疗，如蒙脱石散等。同时在日常生活中注意饮食卫生，不吃不洁食物，严防食入污染变质的食物，还需要注意避免食用生冷、辛辣、刺激、油腻的食物，以免加重病情，不利于疾病的恢复。避免滥用抗生素，以免肠道菌群紊乱，加重腹泻。

（六）儿童、青少年近视防治

近视的概念最早见于《素问病机气宜保命集·眼目论》，曰："目能近视，不能远视。"《诸病源候论》曰："目不能远视。"《灵枢·大惑论》曰："五脏六腑之精气，皆上注于目而为之精。""近视"病名则首见于《目经大成》。中医学自古形成未病先防、既病防变的"治未病"理念。

近视主要发生发展于儿童、青少年时期，长时间的近距离阅读和学习易导致睫状肌持续紧张，引起相关肌肉调节痉挛，即调节性近视，若不及时干预则将迫使眼轴过度增长，形成不可逆的真性近视。因此近视防控在该时间段是最关键有效的时期。

肾为先天之本，肾生骨髓，肾精充足，脏腑精气充满，则目精充足而视明，《审视瑶函》曰："怯远症，肝经不足肾经病。"《眼科六要》谓："能近视不能远视者，多由命门真火不足，为病则光华偎敛，肾中真阳不足以回光自照。"机体禀于先天，得养于后天，而脾胃为后天之本，《医学正传》提出："五脏六腑、十二经脉、三百六十五络，其血气皆享受于脾土，上贯于目而为明，故脾虚则五脏之精气皆失所使，不能归明于目矣。"肝受血而能视，久视伤血，《诸病源候论》记载："目不能远视者，由目为肝之外候，脏腑之精华，若劳伤脏腑，肝气不足，……使精华之气衰弱，故不能远视。"《备急千金要方·七窍病》曰："夜读细书，月下看书，抄写多年，雕镂细作，博弈不休……皆能目病。"综上所述，近视的发病原因需从整体出发，主要病因病机可概括为先天禀赋不足，后天脏腑失养，以及劳瞻竭视，耗气伤血。中医学认为肾精充盛，肝气调和，脾胃健运，气血充足，可预防近视的发生，控制近视的发展。

1. 针灸

（1）针刺：通过针刺特定穴位，可疏通经络，改善视神经传导功能，缓解睫状肌痉挛，改善眼局部血流状况，进而达到防控儿童、青少年近视的目的。常用的针刺疗法有毫针法、电针、梅花针等，局部选穴是针刺治疗的关键。攒竹、太阳、睛明、四白、光明、承泣、风池、瞳子髎、丝竹空、鱼腰，与足太阳膀胱经、足阳明胃经、足少阳胆经联系紧密，在防治青少年近视选穴时应重视经脉循行，关注配穴加减，强调辨证论治。

（2）艾灸：艾灸的温和作用可以将药物缓慢渗透至眼周，进而发挥疗效，还可减少某些晕针患者的恐惧心理。取穴攒竹、鱼腰、丝竹空、瞳子髎、球后、承泣、睛明。

2. 推拿按摩 《黄帝内经》有曰：诸脉者，皆属于目。采用推拿、按摩眼周穴位等手法疏通眼部经络，可增强眼部血液循环，使眼内气血通畅，消除睫状肌紧张或痉挛，缓解眼睛疲劳。也可采用颈部推拿手法，配合转头眼部感觉训练。取穴：睛明、攒竹、鱼腰、瞳子髎、丝竹空、球后、承泣、四白、阳白、太阳、头临泣、头维、玉枕、风池、翳明、目窗、光明、三阴交、太冲等穴。

穴位按摩防控近视取近治穴位和远端穴位相结合以增强疗效，常取头面部腧穴与四肢或项背部腧穴，推拿手法包括点法、推法、振法、揉法、拿法、按法、扫散法、扳法。

"四明穴"推拿："四明穴"是指上明、睛明、翳明和光明四穴。上明位于额部，眉弓中点，眶上缘下，具有明目利窍的作用；睛明为手足太阳经、足阳明经、阴跷和阳跷脉五条经的交会穴，位于目内眦角稍上方凹陷处，具有清热明目的作用；翳明为经外奇穴，位于翳风后 1 寸，具有明目安神的作用；光明为足少阳胆经络穴，在小腿外侧，当外踝尖上 5 寸，腓骨前缘，可治疗难治性眼病。

遵循"腧穴所在，主治所在"的分部主治规律，在防治青少年近视时常取以上四穴，同时配合按揉眼周腧穴、刮上下眼眶、分推眼眶及熨目等操作以促进局部气血运行，使目得气血濡养而能视。刺激眼周腧穴也可明显改善眼肌调节反射，营养眼部神经肌肉，缓解睫状肌和眼外肌痉挛，消除疲劳，恢复相关眼肌的正常功能，从而达到防治近视的目的。

3. 刮痧 眼周刮痧可促进眼周毛细血管扩张，改善血液循环，疏通经络，减轻视疲劳，常配合眼周按摩治疗。用刮痧板刺激眼周并刮攒竹、睛明、丝竹空、风池、光明、上关、合谷、太阳等穴，每周2次，每次5～10分钟，用力柔和，以酸胀为度。也可以沿面部、后头部、后背部、下肢外侧顺序点按或侧刮攒竹、睛明、瞳子髎、承泣、风池、肝俞、肾俞、合谷、光明等。

4. 膏方 肝肾不足者宜选取生地黄、酒黄精、山药、山萸肉、升麻、枳壳、醋龟甲、熟地黄、菟丝子、黄明胶、龟甲胶、青葙子、石决明、木香、北柴胡、蒸陈皮、菊花、墨旱莲、酒苁蓉、谷精草、阿胶、鹿角胶、炙甘草、白术、稻芽、枸杞子、盐女贞子、牡丹皮、茯苓、石斛、党参和麦芽等。以滋阴益肾、养肝明目为主，可调节体内阴阳平衡，达到耳聪目明的效果，主要针对肝肾不足，精血亏损，以及用眼过度导致视疲劳者。

气血亏虚者，以地黄、当归、天冬、麦冬、五味子、柴胡等补养气血，养心安神。脾气虚弱者，以黄芪、茯苓、山药、白术、葛根健脾益气，以葛根、丹参、红花活血和络等。

5. 外用膏 取青葙子30份，谷精子20份，覆盆子30份，决明子40份，枸杞子30份，密蒙花30份，藏红花20份，野菊花20份，丹参40份，升麻30份，薄荷20份，苏合香20份，炉甘石30份，除去杂质，加8～10倍原药材分量的水，分3次充分混合煎煮过滤，形成滤液，浓缩形成清膏，将凡士林2000份、液状石蜡400份及适量的水，加热80℃熔化后，与清膏混合均匀晾凉形成药膏。

闭目，将眼膏外涂眼外周围，涂搽后须连续闭目30分钟，30日为1个疗程。对青少儿弱视、散光、斜视、近视、远视、视疲劳及各种屈光不正都有明显疗效，而且不易反弹。

6. 中药熏蒸

中药熏蒸联合艾灸：取金银花、连翘、菊花、蝉蜕、红花、丝瓜络、荆芥、防风、蒲公英各15g，桂枝、丁香、昆布各30g。患者取坐位，将上述中药混合均匀后，倒入高压锅内，加水2000mL左右，接通电源，加热至出蒸汽时，打开开关，药蒸汽通过软管持续熏蒸患者眼部。每次15分钟，2周为1个疗程。

灸法：取无烟艾柱约3cm长，点燃后固定于温灸器内，将温灸器固定于患者双眼部，治疗时间约每次30分钟，2周为1个疗程。治疗期间禁止看电视、电脑和玩各种电子游戏机，每日远眺 3 次，每次远眺 10 分钟，并注意用眼卫生。

中药熏蒸联合穴位按摩：当归、桃仁、川芎、丹参、夏枯草、木瓜、茺蔚子、石菖蒲、郁金、延胡索。煎液浓缩。患者仰卧，轻闭双眼，将浸透药汁的纱布覆盖患者双眼，并放上薄荷、冰片，再覆盖一块纱布，将中草药离子喷雾器喷雾口放在距离患者双眼 20～30cm 处，使加热的蒸汽缓缓喷在覆盖患者双眼的纱布上，30 分钟后去除覆盖于双眼的纱布和药物，稍等片刻，进行眼部按摩。患者取仰卧位，安静，轻轻闭目，取穴睛明、太阳、合谷、承泣、四白、风池、太冲。每个穴位用拇指或食指指腹按摩 100 次。治疗期间患者每晚临睡前，两眼滴双星明眼药水 1～2 滴。10 次为 1 个疗程。

7. 耳穴 耳穴压丸治疗近视，常用眼穴、肝、肾、脾、心等。眼穴是治疗眼病的特定穴位，起到改善眼周局部气血运行、明目的作用；在调整脏腑功能方面，"肝开窍于目"，肝经上连于目，具有补肾养肝、疏肝理气的作用；肾为先天之本，肾精上输于眼中瞳仁，可补髓明目，改善视力状况；脾能补气调血，有补中益气、活血益气之效，故能达到防治近视的目的。

主穴：肝、脾、心、肾穴。

配穴：眼、目 1、目 2、神门穴。

以上任选 1～2 穴。将王不留行籽贴于小块胶布中央，然后对准相应耳穴贴紧并稍加压力，使耳朵感到酸麻胀或发热。每周贴 1 次，贴 5 日后取下，休息 2 日后换一耳再次贴上。贴后每日早上、中午、睡前自行按压 3 次，每次 10～20 下，使之产生酸、麻、痛、热的感觉。贴 4 周休 1 周为 1 个疗程。

注意事项：贴压耳穴应注意防水，以免脱落；胶布过敏者不宜；耳郭皮肤有炎症或冻伤者不宜采用；对过度饥饿、疲劳、精神高度紧张者，按压宜轻。如在使用过程中对胶带或使用材料过敏，应立即停止操作，去除过敏材料并给予抗过敏等对症治疗；局部感染，如症状轻微、可忍受，不影响正常学习及生活，无须处理；如疼痛明显，出现轻微炎症反应，对日常生活及学习有一定的影响，应暂停治疗，注意休息，以减少疼痛及炎症扩散，勿挤压患部，应用消炎止痛等药物，症状消失后可继续进行治疗。

（七）中年保健

中年是身体状态的转变时期，一个人从充满活力的青年阶段，转变为渐趋迟缓、衰退的阶段。这一时期，身体发生了一系列的生理改变，如果不能正确认识和重视这些改变，就可能导致疾病的发生，以致危害健康。《灵枢·天年》说："人生……三十岁，五脏大定，肌肉坚固，血脉盛满，故好步；四十岁，五脏六腑、十二经脉皆大盛以平定，腠理始疏，荣华颓落，发颇斑白，平盛不摇，故好坐；五十岁，肝气始衰，肝叶始薄，胆汁始减，目始不明；六十岁，心气始衰，苦忧悲，血气懈惰，故好卧。"从这两段论述来看，女子在35岁左右，男子在40岁左右，身体便开始衰退。骨密度降低，脆性增加，骨质容易增生，易发生骨折和骨关节病。心肌和骨骼肌的衰退，表现为肌肉强度的减弱。心主血脉，脉为血之府，经脉运行气血而营于一身。心气始衰，心输出量逐渐减少，血管壁的弹性下降，因此随着年龄的增长，收缩压逐渐升高，并对血压的反射性调整能力也减退，因而容易发生高血压和体位性低血压。所以，中年人所负担的运动量和劳动量都不及青年人。肺脏功能减弱，清浊之气的交换能力降低，最大通气量减少，使得中年人的呼吸功能低于青年，这也是中年人体力不如青年人的重要因素。消化和代谢功能开始下降，热量的需要和代谢率日渐降低。记忆力和反应速度也有所下降。综上所述，中年以后，人体所有器官的功能几乎都在衰退，但衰退的速度和程度，则与是否能够坚持做好身体的保健有很大关系。加强保健，可以延缓身体器官的衰退，提高各项生理功能。

1. 针灸　中医认为"肾为先天之本，脾为后天之本"，针灸通过对相应穴位的刺激可健脾补肾、补养气血、填津益髓、益智安神，使人精力充沛、思维敏捷，记忆力和反应能力得到增强。

针刺或艾灸可取穴：中脘、足三里、命门、神阙、脾俞、关元、三阴交、百会、涌泉。

此外，还需根据体质、病症等个体因素辨证选穴。

2. 推拿按摩

足三里穴：足阳明胃经的主要穴位之一，位于小腿外侧，犊鼻下3寸，犊鼻与解溪连线上，是一个强壮身心的大穴。按摩足三里有调节机体免疫力、增强抗病能力、调理脾胃、补中益气、通经活络、疏风化湿、扶正祛邪的作用。

内关穴：手厥阴心包经的常用腧穴之一，位于前臂掌侧，当曲泽与大陵的连线上，腕横纹上2寸。具有宁心安神、理气止痛的功效，可用于预防和治疗心绞痛、心肌炎、心律不齐、胃炎、癔病等。

神门穴：所属经络为手少阴心经，位于腕部，腕掌侧横纹尺侧端，尺侧腕屈肌腱的桡侧凹陷处。对防治心慌、心悸、失眠等都有很好的作用。

列缺穴：属于手太阴肺经之络穴，亦是八脉交会穴（通于任脉），位于前臂桡侧缘，桡骨茎突上方，腕横纹上1.5寸。有宣肺解表、通经活络、通调任脉的功效，主要用于配合治疗咳嗽、气喘、头痛、尿血等病症。列缺穴还有补肺肾之阴虚的功效。

委中穴：足太阳膀胱经上的重要穴位之一，位于膝后区，腘横纹的中点，在腘窝正中。具有舒活腰背的作用，可用于缓解肾虚引起的腰背酸痛，也能治疗坐骨神经痛、小腿疲劳、肚子疼痛、脖子酸痛、腰部疼痛或疲劳、臀部疼痛、膝盖疼痛等。

天枢穴：所属经络为足阳明胃经，位于腹部，横平脐中，前正中线旁开2寸。它汇集了五脏六腑之气，如果内脏有异常，天枢穴就会出现症状来提醒我们。该穴对于胃部保健有很大的功效，揉按此穴不仅能增强胃动力，还有助于肠道的良性蠕动，从而促进肠胃消化。

血海穴：所属经络为足太阴脾经，位于股前区，髌底内侧端上2寸，股内侧肌隆起处。具有补血养肝的作用，对膝股内侧痛也有改善效果，还可用来治疗体内淤血，促进新血生成。

3. 膏方　中年肺气虚衰，体表不固，经常自汗、容易感冒者，应注意补益肺气。可以选用人参、黄芪、白术、党参、防风、五味子、麦冬等做成膏方。

白发增多、腰酸耳鸣等早衰情况比较明显者，应以补益肾气为主，可以选用山药、山茱萸、熟地黄、枸杞子、菟丝子、覆盆子、杜仲、核桃肉、黄精等做成膏方。

用脑过度，有时会出现头晕目眩、心悸失眠、记忆力下降者，应着重补血养心，可以选择当归、酸枣仁、丹参、柏子仁、枸杞子、何首乌、麦冬等做成膏方。

中年人服用膏方要注意方法，从少量开始，坚持进补，随时调整剂量，辨证施治，切忌盲目追求速效而乱用滥补。

4. 饮食调养

注意营养均衡：保证足够的蛋白质、足量的维生素。

多摄入膳食纤维：从中年开始，人的消化系统功能下降，容易导致便秘和痔疮，饮食习惯的改变、喝水太少和服用某些药物都会加重病情，而注意饮食调节，摄入足够的膳食纤维，则有助于缓解和预防便秘，如多吃新鲜水果蔬菜及粗粮。

适当补充钙质：随着年龄增大，人的骨密度降低。女性尤其如此，更年期后骨质流失加速，进而增加骨质疏松症和骨折风险，补钙有助于减缓骨质疏松症的发生，除了钙片之外，饮食补钙也很关键。高钙食物包括奶制品（牛奶、酸奶、奶酪等）、豆制品（豆腐、腐竹等）、绿叶菜（芥菜、苋菜等）。

逐渐降低热量摄入：新陈代谢会随着年龄增加而减慢，中年时如果不减少热量的摄入，必然会导致体重增加。

注意饮食的酸碱平衡：对预防中年人酸碱失调引起的疾病有着积极的作用，如果偏食，就容易引起体内的酸碱平衡失调，易出现神经痛、高血压、动脉硬化、胃溃疡、便秘、龋齿等疾病。

限制食盐的摄入：长期过多摄入食盐，会使中年人高血压和脑卒中发生率显著增高，也会加重心脏病、肾病、支气管炎患者的症状，还会使人精神忧郁、情绪沮丧，一般中年人每日摄入食盐以 3 ～ 5g 为宜。

此外还要注意身体对食物的敏感性。人体对某些食物的耐受性也可能会随着消化系统的变化而改变，比如许多人开始出现乳糖不耐受，应该注意身体对某些食物的反应情况，及时规避，预防食物过敏。

对于中年女性，多表现出面色淡黄、没有光泽，而且身体倦怠、乏力，以及月经量少、月经不规则，可以食用阿胶、枸杞、桂圆、大枣，或者服用四君子颗粒、参芪五味子颗粒等，以补养气血为主，对身体最好。

对于中年男性，多表现出入睡困难、头发脱落，或者有须发早白，还会伴有腰膝酸软、夜尿频多等症状，多属于肾气亏虚，可以服用枸杞子、木耳、黑芝麻、西洋参，或者应用六味地黄丸、知柏地黄丸等药物调理身体。

5. 起居、运动调养　依据个体体质情况制定生活起居规律与运动锻炼方法，具体参照本书前面的内容。

（八）老年保健

老年人伴随年龄的增长，各脏腑器官、四肢百骸等均有结构和功能上的逐步衰退。这种变化使老年人身材、毛发、面容、精神及心理等方面都在不断出现变化，即便是貌似"健康"的老年人，实际上也在机体内存在着或轻或重的潜在功能不全。其免疫功能和内分泌等多种功能都存在着不同程度的下降和失调，从而削弱了老年人多种器官的代偿能力和抗病能力，导致对外环境的适应能力下降，有时微小的外环境变化也可引起老年人机体的较强甚至剧烈的反应，反应程度会比青壮年严重得多。衰老或老化的表现，各人之间存在着个体差异，不同器官和不同组织的蜕变也有不同。即使同一老年人，在不同身心状态下，其衰老的表现也不一样。

老年人具有生理上"体质趋衰""返同小儿"的特点：生长壮老的过程，人体气血有一个由少到盛然后逐渐消耗减少的变化，随着年龄增加，虚象愈甚，老年期是人体脏腑气血阴阳相对不足的时期。

病理方面有"百疾易攻""宿疾时发"的特点：本虚标实是老年人的根本病机，老年人的脏腑亏虚易造成阴阳失调因虚致病，长期情志不舒易气机郁滞，导致疾病多发、早衰，脏腑气血之虚又可导致痰瘀等实邪的产生，造成更复杂的病理局面。因此，老年保健要在养生的基础上，针对老年人的特殊生理病理特征而提出的更具体的保健原则与方法。

因老年人不养愈亏的生理特殊性，以及疾病多发的病理特点，老年养生相比其他年龄段人群的养生，既侧重于"康养"，即未患病老年人以防衰防病为目的的养生；"病养"也同样重要，即患病老年人的带病养生和病后调养，以实现老年人带病延年的目标。

1. 针灸

（1）针刺：针刺治疗老年病主要通过辨证与辨病结合，采用近部选穴、远部选穴、辨证选穴、对症选穴的选穴原则。临床多选用五输穴、原络配穴、俞募配穴、八脉交会穴、下合穴等特殊穴位配伍治疗。

老年人平日调养可刺激、按摩、针灸三个重要穴位，即合谷穴、内关穴和足三里穴。合谷穴可以防治颜面及五官方面的疾病，内关穴有助于防治心脏疾患，足三里穴则对预防五脏六腑特别是消化系统的疾病最有效。

取穴时，除上述三穴外，主穴还可选择百会、肝俞、脾俞、肾俞、膻中、关元、中脘等，目的主要是为了补益气血、调理气机。根据体质情况和不同症状也可以辨证选取一些配穴进行治疗，比如临床上比较常用的照海、神门、太白、印堂、水沟、太冲等穴位。

（2）艾灸：艾灸可以调整胃肠、心肺功能，还能振奋其阳气、防病健身、增强机体抵抗力，以及延缓衰老，同时对高血压、肺心病、冠心病、中风等病有较好的疗效。

对膏肓、肾俞、命门、至阳、中脘、足三里、气海、关元等腧穴施行温和灸或隔物灸，每次 5～10 分钟。一般隔日 1 次，每灸 10 次，休息 3 日，通过补益机体气血、温养脏腑器官、四肢百骸，达到养生保健的目的。

此外，主穴还可以根据具体情况选取：涌泉穴，以滋补肾精、增强脏腑；关元穴，以培元固本、补益下焦；肾俞穴，以温经祛寒、益肾助阳；肝俞穴，以益肝明目、行气止痛。

2. 推拿按摩

涌泉穴：位于足底部，蜷足时足前部凹陷处，约当足底第 2、3 跖趾缝纹头端与足跟连线的前 1/3 与后 2/3 交点上。涌泉是肾经的第一个穴位，具有滋补肾精、增强脏腑的活动功能、强身抗衰等功效，是老年人保健常用穴位之一。涌泉穴在人体养生、防病、治病、保健等各个方面都显示出了它的重要作用。失眠健忘、头晕眼花、烦躁不安、精力减退、倦怠乏力、腰膝酸软、耳鸣耳聋，以及妇科病、男科病、神经衰弱、高血压、低血压、便秘、腹泻、咽喉肿痛等几十种病，而且绝对安全，没有副作用。由于涌泉的保健功效异常显著，又被称为"长寿穴"。

养老穴、阳谷穴：养老穴是手太阳小肠经的常用腧穴之一，以手掌面向胸，当尺骨茎突桡侧骨缝凹陷中，在尺骨背面，尺骨茎突上方；阳谷穴是手太阳小肠经常用腧穴之一，位于腕背横纹尺侧端，当尺骨茎突与三角骨之间的凹陷处，当尺侧腕伸肌腱的尺侧缘。经常按摩这两个穴位，可以促进新陈代谢、协调脏腑功能、增强机体的抗病力，有效缓解老年人常见的肩臂酸痛、视力减退、腰腿痛等，抗衰老、助延年。按摩养老穴以每日的未时为佳，即下午的1～3点，因为未时是小肠经主时，这段时间它的气血最旺，功能最好。

老年人保健可常用自我按摩：包括熨眼、摩面、摩耳、梳头、干浴、鸣天鼓，以及琢齿、吞津、握固等等，强调身体局部的活动，达到养生抗老的作用，尤其适用于老年人及行动不便人群。老年人于每日清晨坚持习练耳功法及啄齿咽津熨目法等，可以补肾固齿，令人耳聪目明。《寿世传真·修养宜行外功》中记载的擦面美颜功与之类似，其动作要点依次为熨眼、转眼、搓鼻、按眼、摩面，老人但凡睡醒时宜先行此功，可以明目润肺，使容颜不老。《千金翼方·养性·养性禁忌》中的自我按摩法：摩耳"以左右手摩交耳，从头上挽两耳又引发"，可头面部气血流通，发乌耳聪；摩面，以双手掌搓热摩面数次，可去除面黑之气，"令人胜风寒"，祛百疾。这两个按摩方法简便易行，也是适宜老人晨起操作的自我按摩法。

再如握固法，以大拇指屈于四指下握住，老年人日常可随时做此动作，有安魂定志、固精明目、不老延年之效。

常梳头可以乌发，去头风。

干浴，即以双手从上至下摩擦身体，可以预防风寒外感。

鸣天鼓，练习时的掩耳和叩击可对耳产生刺激，因此，该练习可以达到调补肾元、强本固肾之效，对头晕、健忘、耳鸣等肾虚症状均有一定的预防和康复作用，有利于延缓衰老，延年益寿。

3.膏方 老年人的滋补膏方虽主要运用于正气虚损的虚证，然虚证有气虚、阴虚、血虚、阳虚之不同，且可有因虚致实、虚实夹杂等兼夹变化。因此辨证施治时需辨清主次，或补虚扶正，或通补兼施，或以通为补。老年体虚为血虚，当以补血为主，重在补益脾胃肝肾；气虚则以补气为主，重在健脾益气；阴虚重在滋养肝肾以养阴；阳虚重在温补肾阳。女子以肝为用，多伤于情致，用药常辅以疏肝理气解郁之品。

调补气血："气为血帅，血为气母"，气血互生互根，若气血循行受阻，气滞血瘀，组织失养，致使机体生理功能障碍，乃至衰弱，则各种病理变化随之而生，因此"治气必治血，治血必调气"。常用党参、白术（炒）、茯苓、甘草、熟地黄、当归、白芍、川芎。尤其适用于老年人气血两虚之面色萎黄、食欲不振、四肢乏力等症。本品为气血双补之剂，性质较黏腻，有碍消化，故感冒、咳嗽痰多、脘腹胀痛、纳食不消、腹胀便溏以及高血压者忌服。

运脾健胃：脾胃的盛衰影响脏腑功能和机体正气的强弱，故运用膏方首重脾胃，强调执中央以运四旁，治脾胃安调五脏。制定膏方时，常佐运脾健胃之品，多遵"脾喜燥恶湿"之训，常用炒白术、木香、陈皮、砂仁等理气健脾化湿；另守"胃喜润恶燥"之戒，常用石斛、怀山药、玉竹滋阴润燥益胃；还应配伍利湿之"动药"及滋润之"静药"合用，用药滋而不腻，温而不燥，动静相宜，相得益彰。常据"脾宜升则健，胃宜降则和"之理，选用柴胡、升麻、枳壳健脾提升，旋覆花、代赭石、姜半夏降逆和胃，斡旋中焦气机之枢纽，以助气血生化之源。膏方多用厚味胶质，不易消化，故遣方用药忌用大苦、大寒、大热之品，以免遏郁中阳，应适量加入健脾开胃之品以畅运道路，稳筑中焦。

温补五脏：老年滋补膏方中除重用甘温补益药，如黄芪、党参、白术、当归、杜仲、肉苁蓉等以温补五脏外，尤重生地黄、熟地黄、蜂蜜、玄参、枸杞子、麦冬及血肉有情之品，如阿胶、龟甲胶、鹿角胶等以填补精血、滋养肝肾。

此外，在应用滋补膏方时应根据基础疾病之有无而酌情加宣通攻逐之剂，寓通于补。如伴有心脑血管病及糖尿病者则多用活血化瘀通络之品，如紫丹参、红花、桃仁等。

4. 饮食调养 合理饮食可以调养精气，纠正脏腑阴阳之偏，防治疾病，延年益寿。故饮食既要注意"博食"，即以"五谷为养、五果为助、五畜为益、五菜为充"，又要重视五味调和，否则，会因营养失衡、体质偏颇、五脏六腑功能失调而致病。老年人的消化系统功能减弱尤为明显，因此老年人的饮食调摄应以营养丰富、清淡易消化为原则，做到饮食多样化，宜食清淡、熟软的食物，进食宜缓，食要限量，少吃多餐。

5. 情志调摄 中老年保健既重视体质的变化，亦要保持良好的身心素质。科学研究证明，有健康心理和健康身体的老年人，可推迟衰老出现的时间，减轻衰老的程度，延缓衰老的进程。

中医认为，神是生命活动的主宰。保持神气清静，心理平稳，可保养元气，使五脏安和，并有助于预防疾病、增进健康和延年益寿。反之，则易伤身，以致诱发种种疾患。老年人心理调摄的关键在于培养乐观情绪，保持神志安定。老年人可以通过欣赏音乐、习字作画、垂钓怡情等方法进行心理调摄，缓解疲劳、平稳血压和心律，达到身心愉悦的目的。

6. 起居调养　老年人的生活起居应当谨慎，做到起居规律，睡眠充足。老年人的居住环境以安静清洁、空气流通、阳光充足、湿度适宜、生活起居方便为好，老年人体质衰弱，腠理疏松，易感外邪，因此应强调防虚邪贼风，房间一定要密闭性良好，防止老人感受风邪而生病，还应注意去寒就温、回避恶劣天气。

老年人的衣着鞋履以保暖、方便为主，尤应注意头项部和腹部的保暖，头项部有风门、风府穴，是风邪出入之门户，老人外出应将头项保护严密，睡觉时尤应注意腹部保暖。注意劳逸结合，保持良好的卫生习惯，定时大便，临睡前宜用热水泡脚。

7. 运动调养　现代老年人多久坐久卧，运动量少，导致气血瘀滞。选择适合的方式适当增加运动量，对老年人防衰防病也意义重大。"人欲劳于形，百病不能成"，老年人进行积极的体育锻炼可以促进气血运行，延缓衰老，强身延年，并可产生良性心理刺激，使人精神焕发，对消除孤独垂暮、忧郁多疑、烦躁易怒等情绪有积极作用。老年人运动锻炼要遵循因人制宜、适时适量、循序渐进、持之以恒的原则。适合老年人的运动项目有太极拳、八段锦、八卦掌、五禽戏、六字诀、气功、慢跑、散步、游泳、乒乓球等。人若贪图安逸，运动不足，或是劳累过度，则容易引起"劳伤"，又称"五劳所伤"，即久视伤血、久卧伤气、久坐伤肉、久立伤骨、久行伤筋。如果身体不适可暂时停止运动，不要勉强。应随时进行自我健康小结，总结睡眠、二便、食欲、心率、心律是否正常，一旦发现异常情况，应及时就诊，采取措施。

（九）女性月经不调调养

月经是女性的生理循环周期，每个月女性通常都会经历子宫内膜的增厚脱落，伴随出血的周期性改变。这种周期一般是规律的，每个月的时间基本一致，月经的量基本差不多。月经不调在青春期女性中的发病率很高，包括月经先期、月经后期、月经过多、月经过少、月经先后不定期、经间期出血、崩漏、闭经，以及痛经等经期前后诸症。《素问·上古天真论》曰："女子七岁，肾气盛，齿更发长；二七而天癸至，任脉通，太冲脉盛，月事以时下。"肾为先天之本，天癸之源，主藏精气，是生长、发育和生殖的根本。月经的产生是以肾气盛、天癸为前提的，任通冲盛，脏腑、经络、气血共同作用于胞宫，使之藏泻有序，经水如期而至。现代中医妇科称之为肾－天癸－冲任－胞宫生殖轴。肾藏精，主生殖；肝藏血，主疏泄。精能化血，血能化精，精血互化，为月经来潮的物质基础。二者功能协调，开合有度，月经规律来潮。

1. 针灸 针灸治疗月经不调的一般原则为调达冲任、理气和血及散寒温经。针灸借助辨证取穴、平泻以及捻转的方法，实现调达身气的作用，实现气为血帅、血有所统的效果，因此，主穴选择关元穴、中极穴以及三阴交穴等。针刺主穴可实现脾气旺的效果，平补平泻手法对体虚患者有补气补血的作用，补法联合针灸可使血虚者温养气血，辅助配穴，实现理气和血的效果。

除关元穴、中极穴及三阴交外，也可选阴交、子宫、合谷等穴作为主穴，按照患者的辨证分型选择穴位。针对气血虚者增加脾俞与足三里；针对血虚者增加膈俞与脾俞；针对血寒者增加归来与命门；针对血热者增加行间与血海；针对肾虚者增加太溪与肾俞。针刺方法：三阴交与合谷穴予以强刺激法，虚症者选择补法，实证者选择泻法。每次留针 30 ～ 40 分钟，每日 1 次，1 周为 1个疗程，在月经来潮前 7 ～ 10 日与月经周期第 12 日予以治疗，一个月经周期治疗 2 周，持续治疗 3 个月经周期。

（1）青春期功血：脾气虚弱型选穴足三里、气海、脾俞、肾俞、三阴交，针用补法；肾阳虚型选穴命门、关元、气海、太溪、归来，针用补法；肝脾不调血瘀型选穴膈俞、血海、三阴交、太冲，针用泻法。月经干净后第 2 日隔日施针 1 次，共 10 日。3 个月为 1 个疗程。

艾灸法：隐白穴常规消毒后，将枣核大艾炷直接置于穴位上，行无瘢痕灸，每日 3 次，每次持续 10 ～ 15 分钟，10 日为 1 个疗程。共治疗 3 个月经周期，疗程间休息 3 日。具有补肾健脾、益气固摄的功效，有助于纠正患者内分泌失调，治疗青春期功血。

（2）肾气未固，脾不统血之血崩证：主穴选肾经的双侧涌泉、太溪，任脉之气海、关元、中极，脾经的双侧隐白、三阴交、阴陵泉等，每日择其 5 穴而针之，针刺用补法，并悬灸三阴交或阴陵泉，留针、悬灸均为 30 分钟，10 次为 1 个疗程；休息 1 周行第 2 个疗程。后选气海、关元、双侧三阴交、隐白等穴交替悬灸，每日 1 次，10 次为 1 个疗程。具有补肾扶脾、摄血调经的功效，使气血有源，统摄有权，血行常道。

（3）肾气不足之闭经：主穴选足少阴肾经的双侧涌泉、太溪、照海、复溜，足太阴脾经的双侧三阴交、地机、阴陵泉、血海等进行针刺，配以分次悬灸双侧肾俞与关元，每日 1 次，10 次为 1 个疗程。补肾与扶脾相结合，具有使肾气得充、脾健湿化的功效，从而痰湿消除，化源充足，冲任得养，血海渐盈。

（4）痛经：针刺可取穴中极、关元、太冲、气海、足三里、三阴交、公孙、八髎、肾俞、腰俞。临证选配，据病之虚实寒热，施以补泻。也可进行回旋灸，三阴交、子宫穴、血海。点燃艾条，悬于施灸穴位上方约 3cm 高处。艾条在施灸部位左右往返移动，或反复旋转进行灸治，以皮肤有温热感而无灼痛为度，一般每穴灸 10 ～ 15 分钟，每日灸 1 ～ 2 次。

（5）月经提前：如果是由于实热证造成的月经提前，可出现月经颜色鲜红、口疮等症状，可以选择行间、太冲等穴位，配合关元、三阴交等穴位治疗。如果是由于气虚引起的月经提前，并伴有月经量多、语声低微、气喘、乏力等症状，可以选择足三里、气海等穴位，配合脾经上的隐白穴进行针刺。

（6）月经延迟：如果是由于虚寒造成的月经推迟，伴有下腹、下肢寒冷等症状，可以配合命门、太溪及肾俞等穴位进行针刺。如果是由于血虚造成的月经推迟，伴有面色苍白、月经颜色淡的症状，可以加上血海、足三里等穴位进行治疗。

（7）月经先后不定期：如果是由于肝郁气滞造成的月经异常，伴有情绪急躁、易怒，痛经，可以选择肝俞、期门、太冲等穴位进行治疗。如果还伴有肾虚的症状，比如腰膝酸软、冷痛的症状，可以配合肾俞、太溪、阴陵泉等滋阴穴位帮助治疗。

2. 推拿按摩

子宫穴：经外奇穴，位于下腹部，脐中下 4 寸，前正中线旁开 3 寸。用双手食指、中指按压住两旁子宫穴，稍加压力，缓缓点揉，以酸胀为度，操作 5 分钟，以腹腔内有热感为最佳。自我按摩缓解痛经法，一般多在经前 5 ～ 7 日开始，月经来潮后停止，待下次月经来潮前再施手法治疗。按摩的目的是引血下行，因此治疗须在经前当下腹部、腰部出现疼痛时操作。如手法得当，可使经期提前 1 ～ 2 日，随着经血的排出，疼痛也会随之消失或减轻。经前按摩穴位，可有效缓解痛经，而且还有预防痛经的效果。

隐白穴：隐白是足太阴脾经的井穴，位于足大趾内侧，趾甲角旁开 0.1 寸。月经不调主要分为月经血量过多或者过少，其中，对于月经周期紊乱或者月经血量过多的患者而言，可以通过按摩隐白穴来改善病情，这个穴位位于足大趾外侧趾甲根角处，能够影响人体血液正常运行，从而能够改善气血平衡，对于慢性月经不调或者经期腹部疼痛症状，有一定的缓解效果。

血海穴：所属经络为足太阴脾经，位于屈膝大腿内侧髌骨内侧端上 2 寸，股四头肌内侧头隆起处。血海穴为脾经所生之血的聚集处，按摩血海穴具有生血、活血化瘀的作用，可以调理月经，尤其对于月经紊乱或者经血不畅都有很好的治疗效果。

关元穴：位于腹部身体前正中线，脐中下 3 寸，如果出现腹部疼痛、月经失调等症状，可以按摩此穴位来改善病情，能够起到培补元气、补肾壮阳和理气活血的作用。对于慢性妇科疾病或者内分泌紊乱等现象，都有很好的治疗效果。在按摩的时候应该学会如何吸气、吐气，保持身体放松。

八髎穴：八髎穴包括 8 个穴位，上髎、次髎、中髎、下髎各一对，共称八髎，定位在骶部，分别在第 1、第 2、第 3、第 4 骶后孔中，按摩此穴具有补肾益精、调经止带的作用。

足三里穴：足阳明胃经的主要穴位之一，位于小腿外侧犊鼻下 3 寸、胫骨外沿 1 横指。按摩此穴位可调理脾胃、调理气血，从而在一定程度上治疗月经不调，还可以起到补虚、泻胃热、通经络、预防保健等作用。

阴陵泉穴：所属经络为足太阴脾经，位于人体小腿内侧，膝下胫骨内侧凹陷处，阴陵泉的主要作用包括健脾理气、益肾调经、通经活络等。

三阴交穴：为足三阴经，即肝、脾、肾三条阴经交会之处，位于小腿内侧，足内踝尖上 3 寸，胫骨内沿后方，按摩此穴位具有健脾、益肝、补肾的功效，对月经也有一定调理作用。

天枢穴：所属经络为足阳明胃经。机体呈仰卧位时，天枢穴位于人体腹部，肚脐向左右三指宽。按摩天枢穴可促进机体的内分泌平衡，在调理月经同时还可帮助女性缓解经前腹胀、便秘等症状。

涌泉穴：涌泉是足少阴肾经的常用腧穴之一，位于足底部，脚趾蜷缩时处于脚趾前方凹陷处，按摩此穴位可强化肾脏功能，同时可以有效防治月经不调，协助女性改善神经衰弱、倦怠、晕眩、焦躁等情绪。

内关穴：内关是手厥阴心包经的常用腧穴之一，位于前臂掌侧，在曲泽与大陵的连线上，腕横纹上 2 寸，掌长肌腱与桡侧腕屈肌腱之间。按摩内关穴可调理和治疗头痛、恶心、呕吐、上腹痛、胸肋痛，同时对月经痛、腹泻，以及月经引发的精神焦躁等症状，也具有一定调理作用。

3. 刮痧拔罐　痛经者可取穴气海、血海、关元、中极、三阴交、肾俞、三焦俞、膀胱俞进行刮痧。常规消毒，在穴位处涂抹刮痧油后，用水牛角刮痧板进行刮拭，采用平补平泻手法，刮拭 10 分钟。刮拭后，在肾俞、气海、关元、中极、血海 5 个穴位上拔罐，留罐 5 ～ 10 分钟，以局部皮肤充血为最佳。以上治疗每 3 日 1 次，4 次为 1 个疗程，共 4 个疗程。

或取穴气海至曲骨、八髎。常规消毒，取气海至曲骨方向轻轻刮拭由轻到重，以患者能耐受为度。待患者小腹部皮肤出现小片红色痧疹，再令患者俯卧位，刮八髎穴部位，由上而下，逐渐加大力度，刮至局部出现红色痧疹或紫红色瘀斑为止。每次刮 15 ～ 20 分钟，每个月经周期治疗 1 次，一般治疗 1 ～ 2 次。

4. 贴敷　用中药穴位贴敷联合艾箱灸治疗。穴位贴敷药方由甘油、莪术、制天南星、冰片、三棱粉末调和，选择穴位关元、血海和三阴交，将艾箱放置在穴位的上方，感觉到温热感为宜，以不灼伤皮肤为度，持续 20 分钟，每日 1 次，连续治疗 5 日。对于肾虚、脾虚、血瘀等因素导致的青春期月经不调者可以达到舒经活络、调节阴阳、平衡气血的作用，进而达到月经周期平衡的治疗目的。

痛经者可取穴中极、关元、气海进行贴敷。取制天南星、三棱、莪术、冰片，以 3∶3∶3∶1 的比例配制。将其研成粉末，加甘油调配成膏状，制成中药膏剂。常规消毒，在所选穴位区域使用上述膏剂贴敷，继用胶布固定。于患者月经来潮前 1 周开始贴敷，每次 6 ～ 8 小时，每日 1 次，贴至月经消失而停止（一般于月经来潮后第 3 日停用），3 个月经周期为 1 个疗程。

或取穴关元、神阙。取延胡索、艾叶、小茴香、细辛、川芎，研成粉末，等比例混匀后加适量黄酒与冰片，制成中药膏剂，制成药丸。常规消毒，将药丸黏附在关元、神阙穴。在月经来潮前 5 ～ 7 日开始治疗，每次 6 ～ 8 小时，每日 1 次，经至时停止治疗。

5. 膏方

行经期：行经期需要以暖宫、补血、温阳为主。如补肾调经膏，由党参、黄芪、熟地黄、当归、生姜、大枣、桂圆等药物组成，具有补益气血、补肾调经的作用，用来治疗贫血、月经量少等。此外，也可选用党参、黄芪、熟地黄、当归、生姜、大枣、桂圆、核桃等中药配伍膏方食用也有一定的调经作用。

非月经期：主要以补血、滋阴、温阳、调节阴阳平衡为主。如阿胶三宝膏，由阿胶、黄芪、大枣组成，具有补气血、健脾胃的功效，可用于治疗气血两亏、脾胃虚弱所致的月经不调、崩漏心悸、气短、浮肿、食少等。也可以选用红枣、阿胶、百合、桑椹、莲子等中药配伍膏方来食用，也有一定的疗效。

也可对症服用下列膏方。

牛膝膏：酒炒怀牛膝 120g，酒炒当归、桃仁泥各 30g，生地黄、赤芍各 45g，川芎 15g。切碎，加水煎熬 3 次，过滤，合并滤液，加炼蜜 240g 收膏。每服 30g，每日 2 次。治疗血瘀痛经、月经不调等。

归芍膏：当归、白芍、白术、茯苓、薄荷各 6g，柴胡 5g，甘草 9g。切碎，水煎取汁，加冰糖适量，收膏。每服 9g，每日 2 次。治疗月经不调、乳房胀痛、胁痛。

地芩膏：生地黄、黄芩各 500g。加水煎透，过滤去渣，浓缩，加炼蜜 500g 收膏。每服 15g，每日 2 次。治疗妇女血热、月经量多等。

泽兰膏：泽兰叶 270g，酒炒当归、赤芍各 90g，甘草 45g。共研粗末，加水煎熬 3 次，去渣滤清，合并滤液，浓缩，加炼蜜、红糖各 250g 收膏。每服 10g，每日 2 次。活血调经，清热凉血。治疗妇女血虚内热，月经量少，渐至不通，肌肉消瘦，午后潮热，室女经闭成痨等。

益母膏：益母草、红糖各 2000g。先将益母草切碎，加水煎熬，过滤，去渣，浓缩。红糖和匀，熬为稠膏。每服 1 匙，每日 3 次，白开水冲服。活血化瘀。益母草善于行血去瘀，为妇科良药，故有益母之名。适用于妇女痛经、月经不调、产后瘀滞腹痛及恶露过多等。

6.饮食、起居、运动调养　日常生活中注意合理休息，不要熬夜，避免劳累过度；合理释放压力，保持心情愉快。保证饮食营养均衡，少吃生冷寒凉、辛辣刺激性食物，戒烟戒酒。同时适量参加运动，如跑步、游泳、瑜伽等。

（十）女性产后保健

产后作为妇女的一个特殊时期，亦称为"产褥期"，主要是指孕妇在娩出胎盘至身体功能（除乳腺外）恢复至怀孕前状态的阶段。由于此阶段涉及产时分娩损伤及产后产妇恢复及婴儿哺乳的特殊要求，因此此阶段的调护甚为重要。中医认为，产后存在耗气伤血的特殊生理病理状态，此阶段容易形成夹虚、夹瘀的病理特点，容易出现诸如血晕、痉证、腹痛、恶露不绝、大便难、发热、排尿异常、自汗、盗汗、身痛、缺乳、乳汁自出，以及抑郁等产后疾病。

中医对于妇产科疾病的诊治积累了丰富的经验，在《黄帝内经》中就已形成了包含理论、治疗等方面内容的较为完备的诊治体系，认为"二七而天癸至，任脉通，太冲脉盛，月事以时下，故有子"，而天癸、任脉、太冲脉皆以气血为本，妇女产期调治需以气血为根本着眼点。

张仲景《金匮要略·妇人产后病脉证治》提出，治产后腹痛，用枳实芍药散"以麦粥下之";治产后中风发热的竹叶汤,药后"温覆使汗出";治疗"产后腹中疞痛"的产后饮食菜谱——当归生姜羊肉汤。张仲景开创了治疗产后疾病调摄的先河,或祛瘀,或补虚,均以调和产后气血为要。

后世医家对产后病调摄多有创新,诸如傅山的《傅青主女科》多有论述,其在《产后总论》提到"凡病起于血气之衰,脾胃之虚,而产后尤甚。是以丹溪先生论产后,必大补气血为先,虽有他症,以末治之,斯言尽治产之大旨",其亦秉气血为调摄产后诸病之要。在产后病的治疗上开展早期的调摄,对于促进产后康复、缩短病程、开始母乳哺乳具有重要的作用。

1. 针灸　产后气血虚弱者,可依照"气得温则瘀滞自行,血得活则瘀滞自散"原则调养。妇人产后气血暴下,气血虚少,故常伴有瘀滞、腹痛、乳少、血晕诸症。且"瘀血不去,新血不生"。所以,对于产后妇女应当多用温中、行气、活血之法,对产后虚证可产生良好的调理效果。且艾灸作用温和、渗透,少有不良反应。常用针灸处方取关元、气海、血海、三阴交、膈俞、期门等腧穴,温和灸,每次 15 ~ 20 分钟。隔日 1 次,每灸 10 次,休息 3 日。通过艾灸,可温中行气、暖宫止痛、活血祛瘀,促进子宫的正常收缩,调理产后气血虚弱。

产后腹痛者,主穴宜选气海、血海、三阴交、膈俞、足三里。配穴,若产后小腹隐隐作痛、绵绵不断、喜揉按、恶露量少、色淡者,为血虚,加脾俞、关元、中极;若产后腹痛拒按,得热痛减,甚者小腹胀满刺痛,按之痛甚,为血瘀,加太冲、合谷、地机。取膈俞向脊柱斜刺,虚者可灸关元、足三里。每日 1 次,留针 20 ~ 30 分钟,中病即止。

产后缺乳者,主穴宜选膻中,为任脉之穴,又为气会,能宽胸理气、活血通乳,为通乳要穴;乳根,为足阳明胃经之穴,可疏通阳明经气而催乳;少泽,为手太阳小肠经之井穴,可调畅气血;足三里,为足阳明胃经合穴,能健脾和胃、培补气血以助乳汁化生;太冲,为足厥阴肝经原穴,有疏肝解郁、通络下乳之功。胃经为多气多血之经,其循行贯乳中;任脉为经络气血之海,行于胸腹正中、两乳之间;小肠经经络散布于乳房的上外侧,主液所生病,小肠在饮食消化吸收转化为精微物质的过程中起到重要作用;肝经循行上贯膈,布胸胁,绕乳头。配穴则应辨证选择。后溪、膺窗、神门、肩井、关元、公孙、乳泉、气海,重在清心安神、益气调经;中脘、肝俞、膈俞、三阴交、合谷、内关、期门、脾俞、太冲重在健脾和胃、养肝疏肝。此外,在肩井穴处行刺络拔罐,可疏通经络中瘀滞之气血,从而影响乳汁分泌。

对于产后尿潴留者,消毒神阙穴,将捣碎的茯苓和葱白置于穴上,艾灸穴位，觉有热气入腹后即停止，继而按压三阴交、阳陵泉等 15 分钟。

2. 推拿按摩 产后缺乳者，分推、掌指摩揉、指腹梳抹、掌捧挤振乳房，结合单掌推膀胱经、掌揉脊柱两侧，同时配合揉压足三里、三阴交、血海、膈俞、肝俞、屋翳、乳根、脾俞、天溪、膻中、胃俞、三焦俞，拿肩井、掐少泽等。同时辨证依据气血虚弱、肝郁气滞加减穴位。功效以促进乳腺通达为主。

产后抑郁者，可对头面、躯干四肢等部位进行按摩，头面部取太阳、百会、神庭、印堂、风池等穴，躯干四肢部取神门、三阴交、足三里、肾俞、脾俞、心俞、涌泉等穴。功效以促进气血运行为主，在部位选择上以头面部穴位居多，在手法上宜推、揉、按、拍，且力度轻柔舒缓。也可运用平补平泻法按摩"十三鬼穴"，以调整机体阴阳平衡、调畅情志、扶正祛邪为原则，以安神宁心开窍为主，佐以随证配穴，主穴取人中、上星、风府、承浆、劳宫等，病重者交替配大陵、会阴、申脉、少商、百会、神庭等穴。

产后尿潴留者，可嘱产妇取仰卧位，双膝屈曲，身体放松，护理人员手掌心对搓发热后，放在患者的脐下小腹部位，进行横向揉搓及按压，持续时间为 5 分钟左右，以皮肤轻微发红为宜；另外一只手在患者的关元、中极、三阴交进行从轻到重的按压，每穴位 5 次。具有调和气血、疏通经络的效果。

产后宫缩痛者，选取气海、关元、血海、三阴交等穴位，先按顺时针方向在产妇小腹进行按摩，5 ～ 10 分钟 / 次，行一指禅推法按摩，气海、关元两穴位的按摩各为 3 分钟 / 次，按摩结束后，使用右手拇指轻推血海、三阴交穴，以出现酸、胀、热为度。气海具有益气助阳、调经固经的作用；关元能够补肾培元、温阳固脱；血海可化血为气、运化脾血；三阴交健脾祛湿、安神、调经。诸穴合用，共奏补益气血、活血化瘀、散寒止痛之功，调动全身经气，使气血充足流畅，故可有效缓解疼痛和焦虑症状。

其他症状者：有便秘症状者，按压足三里、支沟、中脘、天枢、大肠俞、长强、大横等穴位，15 分钟 / 次；有关节痛征象者，指腹旋转按压阿是穴以减轻肩部疼痛，点揉双侧风池、风府以减轻颈部疼痛；有乳腺炎征象者，按压少泽、膻中、乳根、膺窗，每个穴位 3 分钟，以有胀痛感为宜。

3. 中药外敷 产后缺乳者，可选用丹参、瓜蒌、漏芦、炒王不留行、路路通，研粉装袋，塌渍外敷乳房。每次 30 分钟，每日 2 次。

4. 中药足浴 中药组成包括当归 12g，枳实、益母草、厚朴、红花、路路通、桂枝、桃仁各 10g，炙大黄 6g，研磨成粉末后装入袋子，置入 100℃水中浸泡 30 分钟，待水温降至 40 ～ 45℃时浸泡双足及足踝，每日 2 次，每次 20 ～ 30 分钟。需注意，产妇空腹时以及饭后 30 分钟内不能足浴。可调节自主神经和内分泌系统，预防产后腹胀、腹痛、排便困难等症状，缓解产妇的紧张、焦虑及抑郁情绪。

5. 耳穴　产后缺乳者，可进行耳穴压丸治疗。在耳穴贴压王不留行籽，双侧耳穴取胸区、乳房、内分泌穴。依据辨证，肝郁气滞型加肝、神门、胆、三焦穴；气血虚弱型加脾、胃、心、肾穴。

产后宫缩痛者，耳穴压豆治疗可选取耳部神门、子宫、交感、阿是穴等穴位，取磁珠，将其对准相应的穴位进行贴压按摩，并指导产妇以食指和拇指指腹适度按、揉、压、捏，使其产生麻酸胀痛等刺激感。可通经脉、调气血、调阴阳，从而达到益气养血、祛瘀止痛的目的。

6. 饮食调养　根据产妇养所需、饮食喜好等制定个性化产后食谱，增加富含维生素、膳食纤维的食物摄入量，忌食辛辣、生冷刺激之品，改善产后营养状况；产妇产后消化功能差，给予清淡、健胃食品；产妇面临子宫复旧、排恶露，可给予鲫鱼、薏米、红枣等，保障每日足够热量；鼓励家庭烹制色香味俱全的食物，刺激产妇食欲，保障母婴营养需求。

产后缺乳者，应注重虚实辨治，尤以更加着重于虚，在食物选择上多用猪蹄、鸡肉、鲫鱼等动物类食物，配合黄芪、人参、大枣、黄豆等具有补益气血属性的植物类食物；若兼夹有瘀滞，则可辨证使用通草、王不留行、青皮、橘叶、黄花菜、丝瓜等通达之品。

7. 情志调摄　产后抑郁者，宜根据实际情况采取不同方式调摄。

以情胜情：通过讲解幽默故事、观看幽默视频，引导产妇回忆愉快的经历，培养兴趣爱好，使其感受到喜悦，缓解负面情绪。

移情：主动与产妇交流，谈论其感兴趣的话题，转移其注意力，可缓解其生理疼痛及不良情绪。

借情：根据产妇喜好、性格特点、认知能力等播放不同风格的音乐，以愉悦其身心。

心理暗示：及时肯定产妇的进步，给予最大的鼓励和支持，调动其积极性，使其稳定保持心情愉悦。

（十一）女性围绝经期调养

围绝经期又称更年期，是女性一生中重要的生理时期，有 2/3 的女性可出现围绝经期综合征，严重影响着生活质量。女性围绝经期一般认为在 45—55 岁之间。大多数女性能够通过自身的调节和适应，保持健康，顺利度过围绝经期，但也有不少女性出现身心的不适，发生围绝经期综合征。如果围绝经期症状长期得不到纠正，会对多个系统的代谢过程造成严重的影响，并可导致慢性严重疾病，如骨质疏松症、冠心病、痴呆症、糖尿病、肥胖症等。

中医学认为七七肾气衰、天癸竭为围绝经期的生理基础。女性在绝经前后，肾气亏虚，冲任二脉虚衰，天癸渐竭，这是女性生长发育、生殖与衰老的自然规律。《素问·上古天真论》指出："女子……五七，阳明脉衰，面始焦，发始堕；六七，三阳脉衰于上，面皆焦，发始白；七七，任脉虚，太冲脉衰少，天癸竭，地道不通，故形坏而无子也。"肾主生殖，为天癸之源、冲任之本，经水出诸肾，肾为施精之所、藏精之处，女性一生经、带、胎、产、乳每一过程的活动情况都与肾气肾精盛衰密切相关。进入围绝经期后，肾气渐衰，天癸渐竭，阴精不足，冲任亏虚，以致生殖能力逐渐下降，直至消失，这是女子生殖发育的自然规律，故肾虚精亏是围绝经期女性的生理变化基础。本虚标实是基本病机，肾虚是致病之始，肾阴阳失调，常涉及其他脏腑，尤以心、肝、脾为主，多脏合病是病变的根本所在。围绝经期综合征临床上以肾阴虚居多，由于体质或阴阳转化等因素，亦可表现为偏肾阳虚或阴阳两虚，并由于诸多因素，常可兼夹气郁、血瘀、痰湿等复杂病机。中医治未病适宜技术擅长对功能的调理，在围绝经期综合征的防治中具有一定优势。

1. 针灸

肾阴亏虚：绝经前后，月经紊乱，月经提前量少或量多，或崩或漏，经色鲜红；头晕目眩，耳鸣，头部、面颊阵发性烘热汗出，五心烦热，腰膝酸痛，足跟疼痛，或皮肤干燥、瘙痒，口干便结，尿少色黄；舌红少苔；脉细数。调养以滋肾养阴为主，佐以潜阳，取穴肝俞、肾俞、太溪、三阴交、神门、太冲。烦躁易怒者，加行间；心悸失眠者，加内关；潮热汗出者，加复溜、合谷；月经量多者，加地机，外阴瘙痒者，加蠡沟。针刺方法为补泻兼施。

肾阳亏虚：绝经前后，经行量多，经色暗淡，或崩中漏下；精神萎靡，面色晦暗，腰背冷痛，小便清长，夜尿频数，或面浮肢肿；舌淡或胖嫩，边有齿痕，苔薄白，脉沉细弱。调养以温肾扶阳为主，取穴肾俞、关元、命门、三阴交。腰酸者，加腰阳关；纳少便溏者，加脾俞、足三里；少寐者，加神门。针刺方法用补法，也可加灸。

肾阴阳俱虚：绝经前后，月经紊乱，量少或多；乍寒乍热，烘热汗出，头晕耳鸣，健忘，腰背冷痛；舌淡，苔薄，脉沉弱。调养以阴阳双补为主，取穴肝俞、肾俞、太溪、三阴交、神门、太冲、关元、命门、三阴交。有偏颇者辨证取穴。针刺方法用补法，也可加灸。

[保健灸法] 取穴神阙，该穴位于脐中，为任脉主穴之一，任脉与冲脉、

督脉"一源三歧",与其他经脉也有着密切联系。将生地黄、肉苁蓉、菟丝子、吴茱萸各等分,共碾为末,加入等量食盐后,将药盐填脐,再将艾炷点燃,置于药盐上,灸至局部皮肤出现潮红为度。每日1次,4周为1个疗程。

2. 推拿按摩

胸胁胀满、失眠健忘者:宜采取补肾固本、调理冲任的推拿手法治疗。①患者取仰卧位,操作者坐其右侧,用右手一指禅推法分别施治于膻中、中脘、气海、关元、中极穴,每穴2～3分钟,接着于胃脘部及下腹部用揉摩法,分别5分钟,然后用拇指按揉法治疗双侧的阴陵泉、足三里、三阴交穴,每穴2分钟。②患者俯卧位,医者坐或立于其体侧,用一指禅推法或拇指按揉法于肝俞、脾俞、肾俞、命门穴治疗,每穴2分钟。再用小鱼际擦法擦背部督脉和背部膀胱经第一侧线及肾俞、命门穴,每一线均要擦热,要求热透至皮内。③患者坐位,操作者用拇指与食指对称拿风池及项部2分钟,五指拿顶(由前发际向后发际移动)5～10次;用一指禅推法或鱼际揉法于前额部施治5分钟,用分抹法于前额、目眶及两旁鼻翼5～10次,两拇指同时按揉太阳、攒竹、四白、迎香穴每穴30秒,拇指按揉百会30秒。然后拿肩井5～10次,搓肩背3～5次,结束治疗。

自行足部按摩:用拇指尖按压足反射区头(脑)、颈、甲状腺、胰腺、腹腔神经丛各3分钟,按揉足反射区肾上腺、脑垂体、子宫、生殖腺各5分钟,每日1次。拇指点按涌泉、泉中、泉顶穴各5分钟,太冲、行间、侠溪、申脉、昆仑、公孙穴各3～5分钟,每日2次。上下弯曲各个脚趾,左右转动脚踝,每次20分钟,每日1次。用拇指按压涌泉穴和脚后跟两侧15～20分钟,再按揉心包区点10分钟,每日2次。或以电吹风对准穴位,先用温风,直到足部产生灼热感时方可移开,待灼热感渐渐消失,接着再吹第2次,如此反复进行,选涌泉穴心包区点及脚后跟两侧,每日早晚各1次,每次10～20分钟。每日2次。脚踏按摩板各15分钟。

[保健按摩]取穴中脘、气海、关元、阴陵泉、三阴交、足三里、太阳、攒竹、百会穴等。推拿手法为一指禅推、摩、按、揉、拿、擦法。

3. 拔罐

肾虚:灸罐法,取穴肾俞、气海、关元、三阴交、照海。点燃艾条,温灸各穴15分钟,以皮肤有温热感及人体感觉舒适为宜,之后吸拔火罐,留罐10分钟。每日1次,10次为1个疗程。

气滞血瘀:刺络拔罐法,取穴膈俞、肝俞、期门、中极、血海。其中膈俞、肝俞两穴用针点刺出血,以皮肤微微出血为度,之后拔罐,以局部有少量血点冒出皮肤为度。其余穴位采用单纯拔罐法，留罐 10 分钟。每日 1 次，10 次为 1 个疗程。

血热：刺络拔罐法，取穴大椎、曲池、中极、三阴交、隐白。其中曲池、大椎及隐白三穴用针点刺出血，出血量以 3 ~ 5mL 为度，其余穴位拔罐，留罐 10 分钟。每日 1 次，10 次为 1 个疗程。

4. 耳穴 耳穴压丸，取肾、卵巢、内分泌、内生殖器、皮质下、神门、屏尖等。

辨证取穴：肾阴虚者，加肺、内耳、脑干；肾阳虚者，加脾、肾上腺等；情志抑郁者，加耳尖；心悸失眠者，加心、枕；五心烦热、汗出甚者，加交感；烦躁易怒者，加肝。

5. 饮食调养 围绝经期综合征患者，其性器官呈进行性萎缩，身体各方面的衰退现象十分明显，应注意饮食清淡，合理营养。宜温暖软和易消化的食物，根据时令及身体需要，适当进补，可以多食用以下食物：白木耳、百合、莲子、桑椹、阿胶、甲鱼、牡蛎、蚌、乌贼、海参、芝麻、河参、当归、猪肾、藕、各种内河鱼、新鲜蔬菜水果等。对有浮肿、血压增高、头昏心慌和失眠等大脑皮质和自主神经失调时，饮食上要注意摄取足够的 B 族维生素，如动物肝脏、牛奶、绿叶菜等，特别是维生素 B_1，对维持神经系统的健康、增加食欲及帮助消化具有一定作用；进食有安神降压作用的食品，如猪心、红枣、酸枣等；因月经过多而引起贫血时，饮食上应注意多食生理价值高的动物性蛋白质，如动物内脏、瘦肉等，多吃新鲜蔬菜和水果，如菠菜、油菜，这些食物不仅含有丰富的铁和铜，还含有叶酸、维生素 C 和胡萝卜素，对治疗贫血有较好的作用，维生素 A 和维生素 C 能促进铁的吸收和利用。

减少食盐量，每日摄入食盐不超过 5g。忌食可可、咖啡、浓茶、白酒等兴奋型饮料。忌食辛辣以及肥甘厚味，如肥肉及各种蛋黄、鱼子、猪脑、羊脑等高脂肪食物。还要注意热量不宜过多，积极控制体重，少食含糖分较多的水果。

6. 情志调摄 围绝经期妇女易出现精神抑郁、健忘、强迫观念、偏执、情感倒错、情绪不稳、迫害妄想、焦虑、多疑、感觉异常、自觉无能和厌世感等，部分呈躁狂、思维错乱和精神分裂。因此，对于围绝经期妇女，应格外注重对其进行情志调摄，以使其客观进行自我评价，避免忙乱和紧张，协调周围的人际关系，保持心境平和，克服心理上的不平衡。同时注意形成良好的家庭环境氛围，通过分散围绝经期女性的注意力，使其心理活动的外指向增强，如听音乐、栽种花草、练书法、下棋等。多作解释工作，使围绝经期妇女了解此系正常的生理变化，消除无谓的恐惧与忧虑。一旦发生某些神经功能失调症状，家人应及时给予安慰与鼓励，使其乐观、顺利地度过这一时期。

7. 起居调养 充足的睡眠，健康的生活方式，整洁的个人卫生，定期的健康体检，都是平稳度过围绝经期的保证。

8. 运动调养 推荐进行八段锦、太极拳、中年健身操、快步走、跳绳运动等练习，能有效缓解围绝经期症状，提高生活质量，预防疾病发生。

第二节 已病防治

一、感冒

普通感冒又称伤风或上感，是最常见的疾病之一，一年四季均可发生，以秋冬两季多见。体质弱、营养不良、情绪不佳等都可以成为普通感冒的诱因。

感冒的症状主要有初期咽干、喉咙肿痛，继而出现头痛、鼻塞、鼻涕喷嚏、恶风寒、发热、全身酸痛、乏力等。风寒感冒恶寒重、发热轻，常伴有头痛、无汗、骨节疼痛、鼻流清涕、咯痰稀白、口不渴等症状；风热感冒恶寒轻、发热重，可伴有头痛、口渴、出汗、鼻流浊涕、痰黄质稠、咽喉疼痛等症状。

中医认为，感冒是外邪侵袭人体引起的，病因主要是在机体失于调和、抵抗力减弱的情况下，风邪乘虚而入。患者可以适当通过中医适宜技术来进行调治。

1. 针灸

治法：风寒证，祛风散寒、宣肺解表；风热证，疏散风热、清利肺气；暑湿证，清暑化湿、疏表和里。

主穴：风池、大椎、列缺、外关、合谷。

配穴：风寒束表证，加风门、肺俞；风热犯表证，加曲池、尺泽；暑湿伤表证，加中脘、足三里；体虚感冒，加肺俞、足三里；流涕，加迎香；头痛加印堂、太阳；咽喉肿痛加少商。风寒者大椎、风门、肺俞、足三里针灸并用；风热者大椎、少商用三棱针点刺出血；其他脑穴常规针刺。

伤风轻症，每日治疗1次；重伤风和时行感冒，每日治疗1～2次。

2. 推拿按摩 取印堂、太阳、迎香、肺俞、上星、风池、曲池、合谷穴。先用拇指按揉法按揉印堂、太阳、迎香、肺俞，每穴按揉约2分钟。然后从印堂穴揉到太阳穴，从印堂穴交替再揉到上星穴，反复揉 3 分钟左右；再分抹前额到鬓发处约 3 分钟。用拿法拿风池、曲池、合谷各约 2 分钟。最后用擦法在肩背部治疗约 3 分钟。

3. 刮痧　风寒感冒取风池、大椎、风门、肺俞及肩胛部位、中府及前胸部位、合谷、少商。风热感冒取风池、大椎、曲池、尺泽、外关、合谷。

4. 贴敷

风池、大椎、神阙：取淡豆豉 30g，连翘 15g，薄荷 9g，共研细末。先取药末 20g，加入葱白适量，捣融如膏。取药膏 1/3 份，分别贴敷于风池、大椎穴，覆以纱布，胶布固定。再取药末 15g，填于神阙穴内，然后以冷水滴药上，周围以布圈住，以防滴水外溢，待药气入腹即愈。

大椎、劳宫：取胡椒 15g，丁香 9g，共研细末，加入葱白适量，混合捣融呈膏状。取药膏适量贴敷于大椎穴，纱布覆盖后胶布固定，再取药膏涂于两手内劳宫处。合掌放于两大腿内侧夹定，覆被蹉卧，待汗出即愈。

天突、太阳：小葱、生姜、淡豆、食盐各适量。分别将小葱切碎、生姜捣烂、淡豆豉碾成细末，然后和食盐混合均匀，在锅内炒热，用布包裹，趁热熨或贴于天突和太阳穴处。外用医用胶布粘贴。每日 2 ～ 3 次。本方适用于风寒感冒。

5. 膏方

时感膏（外用）：紫苏叶、贯众、薄荷、葱白各 15 ～ 30g。上药共捣烂如膏状，装瓶密封备用。取药膏 15 ～ 30g，贴于肚脐上，外以纱布盖上，胶布固定。每日换药 1 次。可疏风泄热、通阳解表。主治流行性感冒。

荆防感冒膏（外用）：荆芥 12g，防风 10g，薄荷 9g，连翘 12g，葱白、菊花各 20g，柴胡 6g。先将上药（除葱白外）共研细末，入葱白共捣烂如泥，捏成药饼若干个，备用。将药饼分别贴于双足心涌泉穴、双手心劳宫穴、肺俞、大椎、合谷穴，敷料覆盖，胶布固定。每日换药 1 次。可疏风解表。主治风寒、风热感冒。

加味三拗膏（外用）：麻黄、杏仁、甘草各 10g，葱白适量。将前 3 味药共研细末，入葱白捣烂如泥为膏，备用。取上药膏 1/3，搓成药饼，贴于神阙穴（肚脐上），上盖敷料，外用胶布固定。12 小时取下，每日 1 次。可宣肺化痰、祛风散寒。主治风寒感冒。

银翘膏（外用）：金银花、连翘、荆芥穗、甘草各 12g，淡豆豉、薄荷各 9g，牛蒡子、淡竹叶各 6g，用麻油 150mL 熬药，去渣，加入黄丹 150g，收膏。取膏贴于锁骨切迹上方和咽喉区（即会厌上方两侧）。有辛凉解表散热作用。主治风热感冒。

羌活胜湿散（外用）：羌活、佩兰叶各 10g，苍术、香薷、明矾各 6g。将上药共研细末，装瓶备用。每次取药末 20g，用生姜汁调和成软膏状，搓成 4 个药饼，分贴敷于双侧劳宫和涌泉穴上，外用纱布覆盖，胶布固定。每日换药 1 次。可祛风散湿。主治暑湿感冒。

实表膏（外用）：羌活、防风、川芎、白芷、白术、黄芪、桂枝、白芍、甘草、柴胡、黄芩、半夏各等分。共研粗末，麻油熬，黄丹收。取药膏适量，做成小饼，贴于心口上，外用胶布固定。每日换药 1 次。可实卫解表。主治体虚感冒。

劳感调荣养胃膏（外用）：党参、黄芪、生地黄、当归、川芎、柴胡、陈皮、羌活、白术、防风各 10g，细辛、甘草各 8g，生姜、葱白、大枣各适量。共研粗末，麻油熬，黄丹收。每取药膏适量，贴于心口上，外用胶布固定。每日或隔日换药 1 次。可益气补血、疏散风寒。主治劳力感冒。

6. 耳穴

耳针取穴：肺、内鼻、气管、咽喉、额、肾上腺。每次选 2 ～ 3 穴。针刺深度视耳郭不同部位的厚薄而定，宜 0.1 ～ 0.3cm，刺入软骨但不可穿透对侧皮肤，留针 30 分钟。亦可用王不留行籽进行贴压，嘱患者每日自行按压 3 ～ 5 次，每次每穴按压 30 ～ 60 秒，刺激强度依患者情况而定。每日 1 次，双耳交替，7 日为 1 个疗程。

7. 饮食调养　以清淡饮食、富含营养为原则。多饮水，维持正常的水、盐代谢平衡，可予温水、果汁、橘汁、甘蔗汁、奶汁、面汤、菜汤、蛋花汤、米粥汤等饮食来补充机体所需要的水分。补充维生素，通过食用橘子、广柑、红枣、苹果、荔枝、桂圆、梨、西红柿等来补充维生素，提高机体的抗病力，促进恢复。多吃有利于增加食欲的食品，如味鲜爽口的榨菜、黄瓜、肉松及新鲜绿叶蔬菜等。

忌食寒凉、过分油腻、黏滞、酸性及刺激性食物。少吃鱼肉和油腻食品。风热感冒不宜食用生姜、辣椒等辛热食品。

二、发热

发热指体温超过正常的症象，可由多种疾病引起。中医分为外感性发热和内伤性发热。前者发病急快、病程短、热势重（39℃以上），常由风、寒、暑、燥、火、湿六大淫邪之气或疫毒感染所致；后者起病慢、病程缓长，大多为间歇性低热，体温在 37℃左右，经常因恶性肿瘤、血液病、结缔组织病、变态反应、中枢神经调节失常等所致。高热时可先有畏寒或寒战，发热时心率和呼吸加快，伴有头痛、头昏，甚至谵妄、昏迷、抽搐、热退时出汗。发热类型有稽留热、回归热、波浪热、弛张热、间歇热、双峰热、周期热及不规则热等。

中医认为外感热多由六淫、疫疠等外邪侵袭引起，有表证、里证、半表半里证之分。表证为畏寒、怕风、头痛、鼻塞等，治宜发表解热；里证常见壮热并伴烦躁、口渴、腹满胀痛、便秘、泄痢等，治宜清里除热；半表半里证常见寒热往来、胸胁痞满、口苦咽干等，治宜和解。若邪气入于营分、血分，则出现高热并伴以各症，治宜清凉解毒、凉血开窍；气虚发热宜甘温除热；阴虚发热多为低热或潮热，并有虚烦、盗汗、面赤升火、消瘦等，治宜滋阴消热等。

1. 针灸

（1）针刺：主要的治疗原则为清热泻火、凉血解毒。以督脉和手阳明大肠经的穴位为主进行治疗，配合大椎、十二井穴或十宣、曲池、合谷。其主要的操作方法为大椎需要刺络放血，十二井、十宣、曲池和委中需要点刺放血，其余的穴位可以用毫针的泻法。

针刺时需要注意，热在肺卫需要浅刺，热入营血则需要刺出血。

风热者，加外关、鱼际；肺热者，加尺泽；热在气分，加内庭；热入营血，加血海、委中；神魂谵语者，加水沟、素髎、内关；伴有抽搐者加太冲、阴陵泉。

退热：主穴取曲池、合谷、足三里，配穴取内关、阳陵泉、三阴交。强刺激，不留针，每日 2～3 次。

解痉：主穴取人中、大椎，配穴取少商、委中。强刺激，不留针，每日 2～3 次。

（2）艾灸：主穴取大椎、曲池。若患者有明显恶风或恶寒症状，需加风门穴；严重咳嗽者，需加肺俞穴；体质虚弱者，加足三里穴。将艾条置于距施灸部位 2～3cm 处，每穴施灸 10 分钟。局部皮肤在施灸时会发红并有灼热感，以不烫伤皮肤为度。每日灸 1 次。适用于外感风寒之发热、倦怠无力、头项强痛、肢节酸楚、恶风恶寒、鼻塞流涕、咳嗽、无汗、咽痒或咽痛、不思饮食等。

2. 推拿按摩 用双手拇指背节的地方交替推印堂至神庭穴，大约 30 次；用双手拇指指腹分推攒竹至两侧太阳穴 30 遍；用拇指指腹按揉百会、迎香、水沟、安眠穴各 30～50 次；用大鱼际按揉太阳穴 30 次，即向前向后各转 15 次；以率谷为重点轻揉头侧面左右各 30 遍；按揉大椎穴 50～100 次；用力拿捏风池穴 10 次，以局部有强烈的酸胀感为宜；用掌根由上向下推擦夹脊穴 20 ～ 30 次，至背部发热为止；拿肩井、风池、合谷、委中、太溪穴各 10 ～ 20 次；掐少商、十宣穴各 10 次。每日 2 次按摩，直至热退身凉。

3. 刮痧　主穴取大杼以清热去痛，外关以清热解表、祛火通络，复溜以补肾益阴利水，曲池以清热和营、降逆和络；大椎以清热解表。配穴：咳嗽、咳痰者，加刮肺俞；头痛者，加刮印堂；声音嘶哑者，加刮人迎。

全身刮痧：沿脊背两侧、颈部、胸部、肋间、肩臂、肘窝及腘窝等处轻轻刮动，刮至皮肤微红发紫为止，每个地方刮 5 分钟。发热轻者，每日 1 次，发热重者，每日 2 次。刮痧后最好饮一杯温开水，以助发汗。

4. 贴敷

大椎穴、风门穴：生麻黄、薄荷、细辛、冰片研粉，用温姜汁调成块状，外涂少量蜂蜜。贴敷于大椎穴及双侧风门穴。每日 1 次。可辛散发汗，用于退热。

涌泉穴：将吴茱萸粉用加热的醋调，约 2 颗花生米大小，贴敷在双脚心涌泉穴。睡前贴敷，第 2 天早上揭掉。可引火下行，用于退热。

5. 膏方

解热退热浸膏：柴胡 20g，甘草 10g，赤芍 20g，板蓝根 30g，葛根 30g，桔梗 30g，黄芩 40g，生石膏 100g，白芷 20g，羌活 20g。热邪伤津而见口渴，加天花粉、知母；恶寒不明显而里热较甚，加金银花、连翘，重用石膏；无汗而恶寒甚，去黄芩，加麻黄、荆芥、防风；表寒不甚、无恶寒，去羌活、白芷；易感外邪者，加黄芪、白术、防风；汗出较多、平素动则汗出者，加黄芪、麻黄根、生龙骨、生牡蛎；头痛甚，加川芎、藁本等活血定痛；项背疼痛，重用羌活；目赤肿痛，加夏枯草、牛蒡子、金银花、连翘、紫花地丁、蒲公英、野菊花；咽痛，加玄参、山豆根、射干、牛蒡子；痰多黏稠，加瓜蒌皮、葶苈子；痰白而多，加莱菔子、苏子、白芥子；痰少黏稠难出、鼻燥咽干，加沙参、麦冬、石斛；牙龈肿痛，去羌活，加知母、细辛、黄连清热解毒；神志不清者，加麝香、牛黄；高热伴肢体抽搐者，加青黛、羚羊角粉（代）、牛黄、薄荷。可疏散风寒、清热退烧。适用于风寒入里化热之证。

麻杏膏：麻黄 15g，杏仁 15g，桔梗 15g，甘草 15g，知母 15g，川贝母 15g，款冬花 15g，紫菀 15g，黄芩 15g，黄连 8g，香附 6g，牛胆南星 30g。持续发热者，加葛根、白芷、羌活、大枣；兼里热之烦躁、口干，酌加石膏，重用黄芩。可宣肺平喘、清热化痰。适用于风寒袭表、痰热壅肺证。

黄连解毒膏：黄柏、黄芩各 100g，黄连 50g，大黄 60g。可泻火解毒。适用于热毒炽盛证。本膏方为大苦大寒之剂，久服或过量易伤胃，非火盛者不宜使用。

6.饮食调养　多喝温开水或淡盐水。饮食应以清淡、易消化的食物为主，多吃流质和半流质食物，早晨可以喝大米粥、小米粥、杂粮粥、豆浆、素馅包子等，配以青炒的小菜或泡菜，既能够补充膳食纤维，又容易消化吸收，不会造成腹胀、腹泻、消化不良等现象。午餐和晚餐时，可以吃西红柿鸡蛋面。西红柿含有丰富的维生素，鸡蛋含有大量的蛋白质，且有利于消化，促进患者的恢复，也可以吃花卷、馒头，配炒青菜。

忌食辛辣、刺激、生冷、油腻的食品，以免引起消化功能紊乱。

三、哮喘

支气管哮喘（以下简称哮喘）是一种常见的气道慢性炎症性疾病，其临床多表现为反复发作的喘息、气急、胸闷或咳嗽等症状，多于夜间或凌晨发作或加重，多数患者可以自行缓解或经药物治疗后缓解。支气管哮喘如诊治不及时会伴有可逆的气流受限和气道高反应性，随病程的延长可发生气道重塑。近年来研究认为哮喘是一种异质性疾病。

哮喘属于中医学"哮病""喘病"范畴，自古至今，中医各家对哮喘病因病机的认识仁者见仁、智者见智，主要有宿根论（邪气内伏说、寒邪和痰饮内伏说、气滞和痰饮内伏说、先天禀赋异常说、素患哮喘未愈说、发展宿根说）、外邪论、情志劳役论、正虚论等学说，但不外乎风、火、寒、痰、瘀、虚数端。应用适宜技术主要可采用以下方法。

1.针灸　哮喘实证，治疗以祛邪肃肺、化痰平喘为主，选穴以手太阴经穴及相应的背俞穴为主。临床上常常会选择肺俞、定喘、膻中、尺泽、列缺、风门、风池、大椎、丰隆、天突等穴位进行针刺，能够取得较好的效果。寒痰重者，可以加风门、太渊以温肺散寒、止咳平喘；热痰重，可以加曲池、太白，以清热化痰。

哮喘虚证，治疗以补益肺气并且补肾、止哮平喘为主。临床上以相应的背俞穴及手太阴、足少阴经穴为主，常常选择肺俞、定喘、膏肓、肾俞、太渊等穴位进行治疗。肺脾气虚明显者，加脾俞、足三里以培脾土生肺金；肺肾阴虚明显者，加关元、太溪以滋补肺肾之阴；心肾阳虚时，加气海、关元、内关以补益心肾阳气。

哮喘发作时针定喘、天突等穴，用捻针法加强针感，有平喘利气的作用；

孔最宣通肺气而治咳嗽；丰隆、足三里健脾胃而化痰湿；膻中、气海为调气降气之有效穴，和内关相配，起宽胸利气、定喘的作用。肺肾气虚者，轻刺肺俞、肾俞以壮肺肾之气；关元为三焦募穴，与元气有关，取之可加强其作用。

2. 推拿按摩　先推一侧桥弓，自上而下 20～30 次，再推另一侧桥弓。自额至下颌向左右两侧分推，往返 2～3 遍。用五指拿患者头顶部至枕部，自枕部至颈项部转为三指拿，重复 3～4 遍。拿揉风池、肩井，每穴 1～2 分钟。用一指禅推法从患者天突推至神阙，重点推天突、膻中。用手掌横擦前胸部，沿锁骨下缘开始擦至第 12 肋，往返 2～3 遍。用手掌擦上肢内侧，以透热为度，再自肩部拿至腕部，先操作一侧再换另一侧。风寒外袭型加揉风门等穴，擦膀胱经，点揉大椎等穴；风热外袭型加一指禅推缺盆等穴，点按曲池等穴；痰浊内生型加点揉脾俞、血海等穴；肺肾亏虚型加揉肾俞等穴，擦八髎，一指禅推气海等穴。

3. 拔罐　主穴取定喘、风门、肺俞；配穴取膻中、中脘、肾俞、膏肓。一般仅取主穴，病程久或疗效欠佳者，酌加备用之穴。先针刺，将针速刺至皮下，轻轻捻转进针，成人背腧穴进针 5～7 分，小儿 2～3 分。刺定喘穴时，针尖可向脊柱方向斜刺。待获得针感后，可用架火法拔罐，即在针尾上缚一含 95% 酒精之棉球，点燃后将罐扣上，或用真空拔罐器吸拔，留罐 15 分钟。亦可先留针 20 分钟，中间行针 1～2 次，以捻转手法平补平泻。取针后再以闪火法，在风门穴与肺俞穴之间拔罐，留罐 10～15 分钟。注意，小儿不可留针拔罐，一般仅采取点刺不留针，再拔以中号或小号罐，留罐时间以局部皮肤潮红为度。穴位可轮换。10 次为 1 个疗程。

4. 贴敷

（1）哮喘急性发作：消喘膏。药用白芥子 30%，甘遂 30%，细辛 10%，干姜 10%，麻黄 10%，延胡索 10%。上药共研细末，以鲜姜汁调成糊状，摊于圆形硫酸纸上。取穴分二组：大杼、肺俞、心俞、天突；风门、厥阴俞、督俞、膻中。

首次贴敷第 1 组穴，取准穴后，贴上药饼，周围敷以棉花，上盖消毒纱布，以胶布黏住。贴后 2～3 小时，待有灼热或微痛感，除去药饼出现水疱时，涂以龙胆紫防止感染。隔 9 日后再贴第 2 组。本法主要用于哮喘急性发作治疗，贴敷 3 次为 1 个疗程，每年贴 1 个疗程。冬季喘者贴于三伏，每伏贴 1 次，夏季喘者，贴于三九，每九贴 1 次。嘱患者贴处不要搔破，以防感染，禁用凡士林纱布。

（2）过敏性哮喘：白芥子、延胡索、细辛、甘遂、天南星、麝香，研末制成膏药，在三伏天时进行贴敷。常用穴位：肺俞、膏肓、膻中、脾俞、肾俞。连续贴敷 3 年。

5. 膏方

（1）发作期属寒哮者：射干 45g，麻黄 60g，干姜 45g，细辛 45g，制半夏 90g，紫菀 90g，陈皮 90g，瓜蒌 90g，附子 30g，茯苓 100g，杏仁 90g，大贝母 90g，厚朴 60g，款冬花 90g，甘草 45g，紫苏子 60g，白芥子 60g，葶苈子 90g。上药共煎，去渣浓缩，加入冰糖 500g 收膏。每晨 1 匙，开水冲服。

（2）发作期属热哮者：白果 90g，麻黄 90g，紫苏子 60g，甘草 30g，款冬花 100g，杏仁 90g，桑白皮 90g，黄芩 90g，制半夏 100g，葶苈子 90g，冬瓜子 100g，车前子（包煎）120g，枇杷叶（包煎）90g，黛蛤散（包煎）45g，生薏苡仁 100g，牛蒡子 45g，炒枳壳 100g，海浮石 100g，广地龙 90g，芒硝（包煎）30g。上药共煎，去渣浓缩，加入冰糖 500g 收膏。每晨 1 匙，开水冲服。

（3）缓解期属肺虚者：黄芪 250g，白术 120g，防风 90g，党参 150g，五味子 60g，桂枝 60g，白芍 90g，陈皮 90g，炒黄精 100g，升麻 90g，柴胡 90g，炙甘草 45g，当归 120g，茯苓 120g，龙骨 150g，牡蛎 150g，生姜 30g，大枣 45g；痰少、口干、舌红者，加北沙参 150g，玉竹 150g。上药共煎，去渣浓缩，加阿胶 90g，鹿角胶 90g，冰糖 250g 收膏。每晨 1 匙，开水冲服。

6. 耳穴

耳针主穴：肺、肾上腺、气管、平喘、交感。

配穴：脾、肾、三焦、大肠、耳迷根、神门。

急性发作期以取主穴为主，缓解期巩固宜多配穴。发作时，发毫针刺入，反复捻转，予强刺激（以患者耐受为度），持续运针 1～2 分钟，留针 1～2 小时，每隔 5～10 分钟运针 1 次，每次取单侧耳穴，选 4～5 次，每日 1～2 次。稳定后，可改为每日或隔日 1 次，用中等强度刺激。两耳可交替轮用。

7. 饮食调养 忌食海腥肥腻及易产气食物。鱼虾、肥肉易助湿生痰，产气食物如韭菜、地瓜等，对肺气宣降不利，故均应少食或不食。忌食辛辣和刺激性食物，如辣椒、葱、蒜、酒等。不宜饮食过咸，水钠易潴留和刺激呼吸道。

8. 情志调摄 调节精神、稳定情绪，对哮喘的发作有一定的预防作用。因此，患者要增强战胜疾病的信心，消除紧张心理，避免不良精神刺激。参加文体活动可调整紧张情绪，对预防哮喘也有良好的作用。

9. 起居调养 脱离过敏原，尽量找出过敏原，避免与之接触，是预防哮喘复发的重要措施。如已知服用某些药物和食物可诱发哮喘，以后就不能再服食。如果过敏原为感染或肠道寄生虫病，则应防治感染和寄生虫病。有些过敏原如尘土、尘螨，虽难以避免，但应尽量减少吸入，如床上用品要经常洗晒，室内经常保持清洁、通风；对花粉过敏者，可将与过敏有关的花木移开，在开花季节，尽量避免接触。

10. 运动调养　在缓解期应当参加适当的体育活动，如气功、太极拳、散步、跑步、游泳、保健体操、呼吸训练等，如能长期坚持、循序渐进，可以增强体质、减少发病。

四、腹泻

腹泻可分为急性腹泻和慢性腹泻。急性腹泻大多为肠道感染所致；慢性腹泻多为腹泻反复发生，或迁延数月至数年，经久不愈。中医认为，感受风寒、风热之邪，以及伤食、脾虚、阳虚、肝脾不调都是导致腹泻的原因。细菌感染或食物中毒也是重要原因。

1. 针灸

（1）针刺：主穴取大肠俞、天枢、上巨虚、三阴交、神阙。寒湿内盛配阴陵泉、脾俞；肠腹湿热配曲池、下巨虚；食滞肠胃配下脘、梁门；肝气乘脾配期门、太冲；脾胃虚弱配脾俞、足三里；肾阳虚衰配肾俞、命门；水样便配关元、下巨虚。神阙用灸，余穴毫针常规刺。寒湿内盛、脾胃虚弱可用隔姜灸、温和灸或温针灸；肾阳衰可用隔附子饼灸。急性腹泻每日治疗 1～2 次，慢性腹泻每日或隔日 1 次。

（2）艾灸：主穴，急性腹泻取天枢、上巨虚、阴陵泉、水分；慢性腹泻取神阙、天枢、足三里、公孙。配穴，感受寒湿者，加灸神阙；感受湿热者，加内庭；饮食停滞者，加中脘；脾胃虚弱者，加脾俞、太白；肝郁者，加太冲；肾阳不足者，加肾俞、命门。

或隔盐灸：食盐 10g 填脐，使其凸出脐上 0.5～1cm，盐末上面放直径约 4cm 的姜蒜片，厚 1～2mm，姜、蒜片上放艾团（艾卷亦可），每次灸 3～7 壮（或 5～10 分钟），每日灸 2～3 次。主治单纯性或寒性水泻，腹痛肠鸣。

2. 推拿按摩　逆时针沿着肚子进行按揉，手法要轻柔，下限不超过 3cm，通过揉腹，让胃肠蠕动减慢，缓解腹泻。

天枢穴：位于腹部，在距离肚脐左右两侧 2 寸的位置。此穴位主要用于治疗腹泻、痢疾、腹痛、腹胀等胃肠疾病，也可以用于帮助缓解妇科疾病，如痛经、月经失调等。

下痢穴：位于足部的足心部位，在足部拇趾和第 2 脚趾中间向内 2cm 处，此穴位可以有效帮助缓解腹泻的情况。

大横穴：位于腹部，在距离肚脐中央4寸的位置，此穴位可以有效治疗腹泻，也可以用于治疗腹痛、便秘等。

外劳宫穴：位于掌部，在手背第2、第3掌骨之间，手掌指关节后的0.5寸的位置。可治疗腹泻，也可治疗落枕、指掌麻痹等情况。

此外，气海、中脘、肺俞、手三里、足三里等穴位，也对缓解腹泻起到一定作用。

3. 刮痧　用面刮法从上向下刮拭胃、小肠体表投影区；用面刮法和双角刮法从上向下刮拭胃、小肠脊椎对应区；用面刮法从上向下刮拭背部脾俞穴至大肠俞穴；用面刮法从上向下刮拭腹部中脘穴至气海穴、双侧天枢穴；用面刮法从上向下刮拭下肢足三里穴至上巨虚穴。

4. 贴敷　用陈艾（去梗）捣碎用酒炒热，贴敷神阙穴；或胡椒、大蒜各适量，共捣成糊状，敷贴涌泉或神阙穴；或木鳖子1个，母丁香3g，麝香少许，共为细末，撒在普通膏药上，贴敷神阙穴；或蓖麻子9g，独头大蒜9g，黄丹3g，共研末，捣成膏作丸，如芡实大，取1丸置神阙穴，外用膏药贴护，对痢疾尤佳；或淡豆豉、连须葱白、硫黄、生姜各等分，共捣成膏，摊于布上，用时以火烘热，贴敷于肚脐，凉后再换，连用数次。适用于虚寒型腹泻。

五姜黄香散：炒五倍子6g，干姜6g，吴茱萸3g，丁香3g。将以上方共研细末，用75%酒精调成糊，敷神阙穴。每日换药2次，连用3～4日。适用于寒湿泻。

炮姜敷脐方：炮姜30g，捣烂敷于脐上，盖过丹田穴，布包扎1～2道。适用于寒泻，四肢不温，腹痛阵作。

痛泻敷脐方：乌梅、川椒、黄檗各等分，鲜生姜适量。将上方前3味共研为末；鲜姜洗净，制成膏状，以姜膏掺药末为糊状，外敷于神阙穴，用胶布固定。适用于饮凉、触冷而致肠鸣痛泻，用药半小时见效，一般1次即可治愈。

燥湿止泻散：苍术适量，研末，每取苍术粉2g，温水调糊状敷脐部，外盖纱布，胶布固定。每日换药1次。适用于受寒或脾湿泄泻。

5. 膏方　脾胃虚弱者宜健脾益胃。可用人参、白术、白茯苓以补气健脾，山药、白扁豆、莲子肉、薏苡仁、砂仁和胃理气渗湿，标本兼顾。若脾阳虚衰，阴寒内盛，腹中冷痛，手足不温，可加用附子、炮姜、吴茱萸温中散寒；若久泻不止，中气下陷而致脱肛者，可用升麻、柴胡益气升清，健脾止泻。

肾阳虚衰者宜温肾健脾，固涩止泻。可用补骨脂补肾阳，吴茱萸、肉豆蔻温中散寒，五味子涩肠止泻，酌加附子、炮姜以增强其温肾暖脾之力。若年老体衰，久泻不止，中气下陷，宜加黄芪、党参、白术益气健脾，赤石脂以固涩止泻；有血瘀者可用桂枝、当归、川芎、赤芍等，以养血和血。

6.药浴

干姜车前草方：淡干姜 20g，高粱壳 100g，车前草 100g。以上 3 味加水煎煮，取液温洗双足。适用于寒湿泄泻，腹痛喜暖，所泻清稀。

梧桐叶方：梧桐叶 500g。加水 2000mL 煎汤，温洗双足，每日 2 次，每剂连用 2 日。适用于湿热引起泄泻、发热。肛门灼热便臭。

健脾止泄方：白术 50g，白扁豆 100g，薏苡仁 100g，葛根 50g，车前草 100g。以上 5 味加水煎煮，去渣，取液温洗双足，每次 30～60 分钟，每日 2 次。适用于脾胃虚弱引起的泄泻，乏力神疲，纳减便溏。

吴茱萸五味子方：五味子 20g，吴茱萸 20g，补骨脂 15g，生姜 10g。以上 4 味加水煎煮，取药液温洗双足，每次 30 分钟。适用于肾阳虚衰引起的泄泻、恶寒、腰酸。

7.耳穴

耳针：主穴取大肠、小肠、胃、脾。配穴取交感、皮质下，湿泄加三焦、耳背脾，食泄加胰、胆，寒泄加温针灸，热泄加耳尖放血，暑泄加心、结节放血，虚泄加耳背脾、耳背肾，大便中带脓血加肾上腺、肺、内分泌，胃肠蠕动加速性腹泻加神门、交感，过敏性腹泻加风溪、内分泌。急性腹泻每日针治 1 次或 2 次，4 日为 1 个疗程。慢性腹泻每日或隔日针治 1 次，7 日为 1 个疗程。

耳穴压丸：取穴：①耳尖、直肠、大肠、脾、腹、神门、枕；②直肠、大肠、脾、肾、神门、枕、内分泌、皮质下；③大肠、小肠、交感、神门（或配直肠下段、脾）。上列 3 方，随证选用，①方主治急性腹泻，②③方主治慢性腹泻。每次取一侧耳穴，两耳交替使用。耳郭常规消毒后，按操作常规，用王不留行籽贴压于所选穴位上。边贴边按摩耳穴，直至有胀痛感及耳郭有灼热感时为止。嘱患者每日自行按压 3～5 次。急性腹泻，每隔日换贴 1 次，慢性腹泻，每隔 2～3 日换贴 1 次，7～10 次为 1 个疗程。也可用贴磁法。

8.饮食调养 经医生判断可以进食后，应按照少食多餐的原则进食，推荐每日 6 餐。未发生脱水的成人腹泻病患者，可通过多饮含钾、钠及糖分的运动饮料，进食苏打饼干、肉汤等，以补充丢失的水分、电解质和能量。进食少油腻、易消化、富含微量元素和维生素的食物，如谷类、肉类、水果和蔬菜，增加热量摄入。腹泻尤其是水样泻患者的理想饮食以含盐的淀粉类熟食为主。

避免进食可能会使腹泻加重的食品或饮品，如罐装果汁等高渗性液体，含有酒精和咖啡因的饮料，乳制品如牛奶、奶酪及冰淇淋，油腻的食物，苹果、桃子等含有果糖的水果，含有山梨醇和木糖醇等甜味剂的口香糖等。

五、胃痛

胃痛又称胃脘痛，是以上腹胃脘部近心窝处疼痛为主的病证。西医学所说的急性胃炎、慢性胃炎、胃溃疡、十二指肠溃疡、功能性消化不良、胃黏膜脱垂等病，以上腹部疼痛为主要症状者，均属于中医学胃痛的范畴。其疼痛有胀痛、刺痛、隐痛、剧痛等不同性质，常伴食欲不振、恶心呕吐、嘈杂泛酸、嗳气吐腐等上胃肠道症状。多有反复发作病史，发病前多有明显的诱因，如天气变化、恼怒、劳累、暴饮暴食、饥饿、饮食生冷干硬、辛辣烟酒或服用有损脾胃的药物等。

胃痛发病机制，主要有外邪犯胃、饮食伤胃、情志不畅、脾胃素虚等，导致胃气郁滞、胃失和降而不通则痛。

胃痛常见证型及治法：寒邪客胃，宜温胃散寒、行气止痛；饮食伤胃，宜消食导滞、和胃止痛；肝气犯胃，宜疏肝解郁、理气止痛；湿热中阻，宜清化湿热、理气和胃；瘀血停胃，宜通络化瘀、理气和胃；胃阴亏损，宜养阴益胃、和中止痛；脾胃虚寒，宜温中健脾、和胃止痛。治疗上以理气和胃为大法。

1. 针灸

（1）针刺：以理气和胃止痛为基本原则。主穴取内关、中脘、足三里。配穴，寒邪客胃，加神阙、胃俞；饮食伤胃，加天枢、内庭；肝气犯胃，加期门、太冲；瘀血停胃，加膈俞、三阴交；脾胃虚寒，加公孙、胃俞、脾俞；胃阴亏耗，加胃俞、三阴交。内关直刺 0.3～0.5 寸；中脘直刺 1～1.5 寸；足三里直刺 1～1.5 寸，均采用平补平泻的方法。神阙采用隔盐灸，灸至腹部温热为度。其他配穴均采用虚补实泻的方法。可疏通气机，恢复胃的和顺通降之性，通则不痛，从而达到止痛的目的。

（2）艾灸：主穴取足三里、中脘。辨证加灸，急性胃痛者，加灸梁丘；慢性胃痛者，加灸胃俞、脾俞；呕吐反酸者，加灸内关、公孙；生气而致者，加灸肝俞、期门。采用回旋灸或温和灸的方法，急性胃痛灸至疼痛明显缓解或疼痛消失，慢性胃痛每穴灸 15～20 分钟，灸至皮肤产生红晕为止。每日 1 次，10 次为 1 个疗程。胃痛用艾灸疗法效果特别显著，急性胃痛能够迅速得到缓解；慢性胃痛需要连续施灸，也能有效地得到治疗。

2. 推拿按摩

中脘穴：位于上腹部，前正中线上，当脐上4寸。用拇指指腹按压中脘穴约30秒，然后沿顺时针方向按揉约2分钟，以局部出现酸、麻、胀感觉为佳。具有健脾和胃的作用。

天枢穴：位于腹中部，平脐中，距脐中2寸。用拇指指腹按压天枢穴约30秒，然后沿顺时针方向按揉约2分钟，以局部出现酸、麻、胀感觉为佳。具有调理肠胃、理气行滞、消食的作用。

内关穴：位于前臂掌侧，当曲泽与大陵的连线上，腕横纹上2寸掌长肌腱与桡侧腕屈肌腱之间。拇指或食指点按内关穴约1分钟，以局部感到酸胀并向腕部和手放射为佳。具有宁心安神、和胃降逆的作用。

足三里穴：位于外膝眼下3寸，距胫骨前1横指，当胫骨前肌上。用拇指沿顺时针方向按揉足三里穴约2分钟，然后沿逆时针方向按揉约2分钟，以局部出现酸、麻、胀感觉为佳。具有调理脾胃、补中益气、通经活络的作用。

也可采用点、按、旋、摩、捏等手法按摩上脘、胃俞、脾俞等穴。由生气、焦虑、激动等情志不畅引起的胃痛，可用点、揉、搓法按摩太冲、合谷。

3. 贴敷

暖胃散：荜茇15g，延胡索15g，丁香15g，肉桂15g，黄酒适量。将前4味药共研细末，过筛贮瓶备用。用时每次取药末20～30g，加入黄酒适量调和成糊状，涂敷患者脐（神阙穴）及中脘穴上，盖以纱布，胶布固定。每日换药1次，敷至症状解除为止。适用于虚寒性胃痛，症见胃脘疼痛，畏寒喜暖，口不渴，喜热饮等。

温胃膏：巴豆3粒，胡椒粉3g，公丁香3g，大枣10枚（去核），生姜汁适量。先将前3味药共碾成细末，加入大枣共捣烂如泥，再以生姜汁调和捣烂如厚膏状。用时取一撮如蚕豆大，摊于一块纱布中央，敷于患者脐孔上，外以胶布固定之。每日换药1～2次，10日为1个疗程。适用于虚寒性胃痛。

行气止痛散：川楝子6g，延胡索6g，香附6g，沉香3g，姜汁适量。将上方前4味研为末，取适量以姜汁调为糊状，敷脐部，外以纱布覆盖，胶布固定。每日换药1次。适用于气滞胃痛，症见胃脘胀满疼痛，牵掣胁肋，遇情志不遂而加甚，嗳气叹息等。

愈痛散：防风、白芷、龙涎香、细辛、薄荷脑各适量。共研细末。用时取适量调为糊剂，敷于肚脐上，以塑料薄膜或胶布固定。痛止即可取去。

吴茱萸散：吴茱萸15g，研末，醋调为糊状，敷脐部。外以纱布覆盖，脐部固定。

4. 膏方 胃痛在临床上以寒邪、食停、气滞、热郁、血瘀所致为常见，五者多属实证，治宜祛邪为主。但胃阴亏虚和脾胃虚寒之虚证胃痛亦不鲜见，治宜养正为先。

胃阴亏虚者，症见胃痛隐隐，口燥咽干，大便干结，治以养阴益胃。用沙参、麦冬和养胃阴，生地黄、枸杞子滋养肝阴胃液；当归养肝活血，有流通之性；柴胡、枳壳、川楝子疏肝理气；芍药、甘草和营缓急止痛。香橼、佛手、绿萼梅理气而不伤阴。若见胃脘灼痛、嘈杂泛酸者，可酌配黄连、吴茱萸和胃降逆止酸。

脾胃虚寒者，症见胃痛隐隐，喜温喜按，空腹痛甚，得食痛减，泛吐清水，纳差，神疲乏力，甚则手足不温，大便溏薄，治以温中健脾。用黄芪益气补中；桂枝、白芍、生姜、大枣、炙甘草温脾散寒，缓急止痛；吴茱萸、瓦楞子暖肝温脾以制酸，陈皮、半夏、茯苓等以温胃化饮，加椒目、防己以增化饮之功。

5. 耳穴 取胃、十二指肠、脾、肝、神门、交感。毫针刺，或埋针，或王不留行籽压丸。

6. 饮食调养 饮食有节，防止暴饮暴食，宜进食易消化的食物，多食清淡。注意营养平衡，平素的饮食应供给富含维生素的食物，以利于保护胃黏膜和提高其防御能力，并促进局部病变的修复。

纠正不良的饮食习惯。忌生冷、粗硬、酸辣的食物，少食肥甘及各种刺激性食物，如含酒精及香料的食物。谨防食物过酸、过甜、过咸、过苦、过辛，不可使五味有所偏嗜。有吸烟嗜好的患者应戒烟。不要在激烈运动之前或之后马上进餐，避免加重胃部负荷。

7. 情志调养 保持精神愉快、情绪开朗，解除思想顾虑，避免恼怒忧思，是防止胃痛加重或反复发作的重要措施。

六、中暑

中暑是在高温和热辐射的长时间作用下，由于机体体温调节障碍，水、电解质代谢紊乱引起的神经系统功能损害的症状总称。中暑多发生在暑热、湿度大和无风的环境条件下，但是中暑不仅与气温、湿度及风速有关，还与劳动强度、暴晒时间、体质强弱等情况有关。颅脑疾患的患者，老弱及产妇耐热能力差的人群，尤其容易中暑。中暑的患者在高温环境中出现头晕、口渴、面色潮红、大量出汗或者皮肤湿冷、面色苍白、血压下降、心率加快等症状，有些严重的中暑患者会出现晕厥、肌肉痉挛等症状，甚至会有生命危险。

中医认为，中暑是夏日天气炎热，正气亏虚，在高温环境下劳动时间过长，暑热郁蒸而散热不足，正气损耗所致。表现为身体排热不足、体温过高、脉搏过速、皮肤干热、肌肉松软、虚脱及昏迷。中暑后应及时转移到阴凉通风处，补充水和盐分。短时间内即可恢复。如出现头晕、面色潮红、大量出汗、皮肤灼热等表现，就要及时处理，否则会发展成重度中暑。

1. 针灸

治则：清泻暑热，解暑宁心。以针刺为主，泻法。

主穴：百会、大椎、合谷、内关、曲泽。

配穴：中暑阴证加足三里、关元、气海，和中化湿；中暑阳证加内庭、陷谷，清泻阳明；中暑重症加曲池、委中，清泻营血暑热；头晕头痛加太阳、头维、印堂，解热止痛；呕吐加中脘、公孙，和胃止呕；神志昏迷加水沟、十宣，清热开窍醒神；手足抽搐加阳陵泉、太冲，息风止痉；汗出肢冷、脉微欲绝加关元、气海、太渊，益气敛阴、回阳固脱。

操作：百会、大椎、太阳、印堂、十宣、曲泽、委中可用三棱针刺络出血；其他腧穴常规针刺，泻法；中暑阴证在足三里、关元、气海、百会加用灸法或用温针灸。

2. 推拿按摩

人中穴、曲泽穴：对中暑头晕患者，用拇指指甲先采用掐法，后用揉法，按揉人中穴。然后，用拇指指端，顺时针和逆时针各按揉左右曲泽穴，力度要适中，每日 2 ~ 3 次。

手部按摩：以拇指指端点按合谷、阳谷、关冲、少商、内关各 2 ~ 3 分钟。

足部按摩：以食指中节推压肾、头、小脑、胸部淋巴结、肾上腺反射区 1 ~ 3 分钟，推压心反射区 2 ~ 3 分钟，推压胃、内耳迷路反射区 3 ~ 5 分钟。以拇指指腹按揉解溪、内庭、涌泉、足通谷穴各 5 分钟。

水沟穴：属督脉，位于人体鼻唇沟的上 1/3 与下 2/3 交点处。具有清热开窍、回阳救逆的作用，主治昏迷、晕厥、暑病、癫狂、痫证、急慢惊风等，若出现昏迷，则用拇指指尖用力掐按穴位。

内关穴：手厥阴心包经的常用腧穴之一，位于前臂正中，腕掌横纹上 2 寸。掌心向上，用另一手四指托住小臂，拇指掐压 3 ~ 5 分钟，适当加压，直到有一种酸痛的感觉。可宁心安神、理气止痛。对中暑后胸闷有很好的缓解作用。

3. 刮痧

暑湿遏表：清暑解表化湿。取足太阳经、手阳明经为主，以泻刮为主。泻刮足太阳膀胱经第1侧线大杼穴至肾俞穴的循行线，要求出痧；采用边揉法对出痧之处进行揉动；采用拍法对肘窝、腘窝进行拍击，均要求出痧；泻刮手阳明大肠经曲池穴至合谷穴的循行线，皮肤微红为度；角揉曲池穴。胸闷呕恶者，加角揉内关穴；头昏头痛者，加角揉太阳穴。

暑热蒙心：清暑凉营开窍。取督脉、手厥阴经为主，以泻刮为主。采用颤法颤动百会穴；泻刮督脉大椎穴至命门穴的循行要求出痧；采用点法点按神道穴；采用拍法或叩击法对出痧之处拍击或叩击；泻刮手厥阴心包经曲泽穴至大陵穴的循行线，手法宜轻，皮肤微红为度；角揉内关穴；采用拍法拍击委中穴，要求出痧。

4. 贴敷 取吴茱萸、广地龙各适量，共研细末，加入适量面粉混匀，用米醋调为糊状备用。取药糊适量，敷于双足心涌泉穴，用纱布包扎固定。每日换药1次，7日为1个疗程。适用于中暑引起的头痛头晕、恶热心烦、面红气粗、口燥渴饮等。

5. 膏方

茶膏：茶嫩叶150g，甘草、丁香、桂花各5g，贝母、橘皮各10g。将诸药择净，研细，水煎3次，3液合并，文火浓缩，加入蜂蜜适量煮沸，收膏即成。每次10mL，每日2次，温开水适量送服。可清热生津，宽胸开胃，醒酒怡神。适用于暑热及酒醉口渴、舌糜、口臭、喉痹等。

红色正金软膏（外用）：薄荷脑150g，薄荷油100g，肉桂油30g，樟脑、樟油各50g，桉油60g，丁香罗勒油30g。以上7味混匀，加至经加热熔融、滤过并冷至100℃以下的基质中，再加入适量氨水，混匀即得。外用，涂搽于太阳穴或患处。有驱风、兴奋、局部止痒、止痛等作用。适用于中暑、头晕、伤风鼻塞、虫咬、蚊叮等。

清凉油（外用）：薄荷脑、薄荷油、樟脑油、樟脑、桉油、丁香油、桂皮油、氨水等。将诸药如上述方法制为白色或淡黄色软膏即成。外用，需要时涂于太阳穴或患处，每日2～3次。清凉散热，醒脑提神，止痒止痛。适用于感冒头痛、中暑、晕车、蚊虫蜇咬等。

紫雪散（外用）：紫雪散1支。将紫雪散加清水适量，调为稀糊状，外敷肚脐处，伤湿止痛膏固定，24小时换药1次，一般用药1日体温即可下降至正常范围。清热解暑。适用于中发热。

6. 耳穴 取穴心、神门、肾上腺、枕、耳尖。耳郭常规消毒后，用耳毫针对准所选穴位，先左后右，强刺激，用泻法。耳尖用三棱针点刺放血。挤出血液15～20滴。即时行之，中病即止。

7. 饮食调养 中暑的患者在饮食上要注意多吃清淡的蔬菜和水果，少量多次喝淡盐水，恢复身体的功能。每次饮食不要过多，要少吃，并且在饮食速度上要慢，不要过急。忌食油腻、辛辣食物，以及冰凉的冷饮。

如果长时间在高温下作业，可以准备消暑的食物，如绿豆汤、西瓜等。身体出现不适，要及时去阴凉通风的地方休息。

七、贫血

贫血是一种红细胞数量减少和血红蛋白浓度降低的疾病，多由于偏食和消化功能降低，影响铁的吸收，从而引起缺铁性贫血。贫血在中医学属于"虚劳""血虚""血证"范畴，与脏腑亏虚有关。临床主要表现为头晕眼花、耳鸣、倦怠神疲、乏力、面色苍白或萎黄、四肢麻木、心悸失眠、气短、胸闷、指甲脆裂皮肤干燥、皮发干燥脱落、记忆力减退、心前区不适，或月经紊乱或闭经，甚至晕厥等，严重者可引起低热、心力衰竭等。

中医认为本病主要由于禀赋薄弱，或饮食不节，或久病失血，以致脾肾亏损所致。治疗时宜以补肾健脾、益气养血为原则。

1. 针灸

（1）针刺：主穴分为两组，膏肓、肝俞、四花穴、三阴交为一组；脾俞、胃俞、肾俞、气海、足三里、阴陵泉为一组。配穴，心悸、气短配内关、膻中；纳减、腹胀、嗳气、呕恶配中脘；腹泻配天枢、大肠俞；头晕、耳鸣配百会、风池；发热配大椎、曲池；月经不调配天枢、关元。

背俞穴约30°角向下斜刺1～1.5寸，余穴按常规针刺，均用捻转刮针手法，间歇行针30分钟，10分钟行针一次；背俞穴、气海、足三里针刺后加艾条灸30分钟。每日1次，10次为1个疗程，疗程间隔2日。两组主穴按疗程轮换交替使用。

（2）艾灸：取膏肓、四花穴、脾俞、肾俞、命门、关元、足三里。隔姜片灸，每次灸1～2穴，每穴每次灸3～5壮，上述穴位轮转施灸，灸之局部起疮为佳。

血小板减少、皮肤出血者禁用针灸治疗。极度虚弱、骨瘦如柴者慎用针灸治疗。

2. 按摩

穴位按摩：可取大椎、脾俞、肾俞、大肠俞、足三里、百会、神门、大陵。

头部、颈部按摩：从眼睛的上方，沿着额头一直按摩到太阳穴；从额头按摩到脑后；从额头中心位置起，沿着头顶中心线一直到脑颅顶再到后脖颈。将这样一套按摩法，每个小节各进行 3 分钟。具有促使血液循环顺畅的作用。

足部按摩：整体按摩双足，重点按摩腹腔神经丛、脾、肾、甲状腺、心、肝、胃、胰、小肠、大肠、上身淋巴结、下身淋巴结等反射区。进行足部按摩时，首先须用热水泡足 15 ～ 20 分钟，然后才可开始按摩。因为腹腔神经丛的按摩范围要大，按摩的时间要足够长，才能使足心的整个范围都按摩到位。

3. 贴敷 取肉桂、白及、三七、阿胶、当归、鹿角胶研粉，加蜂房水调成糊状。常规消毒，将药糊置于肾俞、命门上，敷胶布固定，贴敷后加压刺激穴位，使穴位产生轻度的酸胀感。

4. 膏方

红枣阿胶膏：红枣 500g，黑胡麻仁、核桃仁肉、桂花各 150g，阿胶、冰糖各 250g，黄酒 800mL。将红枣、胡麻仁、核桃仁、桂圆肉共研碎，阿胶置黄酒中浸泡 12 日。将阿胶酒倒入陶瓷器内，隔水蒸化后，纳入诸药及冰糖，待冰糖完全溶解后取出，晾凉即成。每次 2 ～ 3 汤匙，开水冲饮，每日晨起冲服。可养血润肤，悦色美颜，适用于各种贫血。

虫草河车牛髓膏：冬虫夏草末、紫河车各 30g，牛骨髓、怀山药、蜂蜜各 250g。将冬虫夏草末、紫河车择净，研成细末，加入怀山药与牛骨髓捣成的糊状物中，搅匀，装在瓷罐中，加入蜂蜜，再放入锅内，隔水用小火炖 2 小时即可食用。每周 2 剂，连续 3 ～ 5 个月，可补益肺肾、填精生髓，适用于缺铁性贫血、再生障碍性贫血等。

5. 耳穴 耳穴压丸，取脾、肝、胰、胆、胃、小肠、内分泌。用王不留行籽贴压上述 3 ～ 4 个穴位，每次贴 2 ～ 3 日，一周 2 次，10 次为 1 个疗程。嘱患者每日按压上述所有穴位各 5 次，以有酸胀感为宜。

6. 饮食调养 饮食的营养要合理，食物必须多样化，食谱要广，不应偏食，否则会因某种营养素的缺乏而引起贫血。饮食应有规律、有节制，严禁暴饮暴食。多吃含铁元素丰富的食物，如猪肝、猪血、瘦肉、奶制品、豆类、粳米、苹果、绿叶蔬菜等。忌食辛辣、生冷、不易消化的食物。

八、肥胖症

肥胖症是指人体脂肪积聚过多而造成体重超重的疾病，49 岁以上的人群中多见，目前有年龄逐渐提前的趋势。

引起肥胖症的原因概括起来有三个方面：一是外源性肥胖，由过量饮食引起，也叫"营养性肥胖"；二是内源性肥胖，多由体内代谢或内分泌紊乱造成；三是内外混合型肥胖。

肥胖的临床表现一般可分为单纯性肥胖和继发性肥胖两类。肥胖显著者常畏热多汗，易疲乏，不能耐受体力劳动，并伴有头痛、头晕、心慌、气促、腹胀、下肢水肿等不适。此外，尚有各类代谢内分泌紊乱的表现。

肥胖患者较正常体质者抵抗力低，常并发多种疾病，如动脉硬化、高血压病、心血管疾病、胆石症、糖尿病、肝硬化、关节退行性变等。肥胖患者的预后也不好。从人群死亡统计看，肥胖者患心、脑、肾、血管疾病的死亡数明显高于体质正常和偏瘦者。

中医学认为，肥胖症的发生与先天禀赋不足、饮食摄入过量、活动过少有关。脏腑之中以脾、肾、肝、胆与肥胖的关系密切。脾气不足，不能正常化生精血，输布精微，充养周身，而变成膏脂痰湿，蓄于肌肤，发为肥胖。肾气不足，不能正常化气行水、助脾健运、通调水道而湿浊内聚，溢于肌肤，加重肥胖。由于脾肾气虚，肝胆失调，不仅造成膏脂痰浊、水湿停蓄，也使气机失畅，脉道不利，可有气滞或血瘀。因此，肥胖者既有本虚证，又有标实证，本虚标实相互联系，同时并存。

总之，肥胖病位以脾为主，次在肾及肝胆，亦可及心肺，但总以脾肾气虚为多见，肝胆疏泄失调也可见。临床表现多为本虚标实，本虚以气虚为主，标实以痰浊、膏脂为主，常兼水湿，亦兼有气滞、血瘀。

1. 针灸 随着社会的进步以及预防、保健医学的发展，人们对肥胖影响形体美及危害人体健康的认识日益加深，多种多样的减肥方法也应运而生。针灸减肥是近10年来兴起的一种新的减肥方法，经大量临床验证效果较好，反弹小、方法简便经济、无副作用。

（1）毫针针刺：肥胖症多责之于脾胃肠腑。胃肠腑热者，清胃泻火、通利肠腑，只针不灸，泻法；脾胃虚弱者，益气健脾、祛痰利湿；肾阳亏虚者，温肾壮阳、健脾利湿，均针灸并用，补法。

主穴：中脘、曲池、天枢、上巨虚，四穴合用可通利肠腑、降浊消脂，大横健脾助运，丰隆、阴陵泉分利水湿、化痰浊，支沟疏调三焦，内庭清泻胃腑。诸穴共用，可奏健脾胃、利肠腑、化痰浊、消浊脂之功。

配穴：胃肠积热证加合谷，清泻胃肠；脾胃虚弱证加脾俞、足三里健脾利湿；肾阳亏虚证加肾俞、关元益肾培元；少气懒言加太白、气海，补中益气；心悸加神门、心俞，宁心安神；胸闷加膻中、内关，宽胸理气；嗜睡加照海、申脉调理阴阳。

（2）腹针

君穴：中脘、下脘、气海、关元。

臣穴：滑肉门、外陵。

佐穴：腹部其他穴、全腹阿是穴（腹部脂肪积聚处）。

使穴：曲池、支沟、丰隆。

方法：腹部穴位可稍深刺，过脂层，达肌层，但不过腹膜层，无须得气，只需留针 35 分钟。四肢穴位须得气，与腹针同时留针 35 分钟。每日 1 次，10 次后改穴位埋线。

（3）灸法：在腹针留针期间，用温灸盒灸神阙 35 分钟。以上方法每日 1 次，连续 10 次，10 次后进行埋线疗法。

（4）穴位埋线

取穴：A 组为中脘、下脘、气海、关元、梁门、滑肉门、外陵、天枢、大横、曲池、足三里、丰隆、脐周其他穴；B 组为肩井、心俞、膈俞、肝俞、胆俞、三焦俞、肾俞、大肠俞、环跳、承扶、支沟、腹部穴、脾关。

方法：先用 12 号一次性埋线针，选用 1 号羊肠线，对准穴位直刺或斜刺 1～2 寸，深至肌层。每 30 日 1 次，每次 1 组，第 3 次埋线与第 1 次相同。3 次为 1 个疗程，历时 70 日后，评价疗效，可行第 2 个疗程。

2. 推拿按摩

按揉胸腹部：患者仰卧，操作者用一指禅推法从天突经膻中推至中脘 2 分钟；分推膻中 20～30 次；顺时针摩腹 3 分钟；按揉神阙、关元、气海穴各 1 分钟；两手合拢住脂肪，做上下左右的推荡 3 分钟，逆时针摩腹 3 分钟。

按揉背部及下肢部：患者俯卧，从上往下按揉背部肌肉 1～2 分钟；同时配合按揉肺俞、脾俞、肝俞、胆俞、三焦俞等穴位各 1 分钟；由上向下擦督脉 20～30 次；点按承扶、委中、承山穴各 1 分钟；从腰部沿大腿后侧由上向下推至腿根处 5～10 次。

按揉四肢部：患者取坐位，操作者按揉双侧曲池、内关、合谷、足三里、丰隆穴各 1 分钟；搓摩胁肋部 10～20 次，拿肩井 2～3 次结束。

推按肾俞穴：双掌分推背部膀胱经一线，从大杼至肾俞反复 6～7 遍。肾俞穴为脏腑之要穴，通过按压能调节各脏腑的功能，可起到平衡阴阳、调整气血、轻身去脂的作用。

按摩天枢：施术者取肚脐旁 2 寸处的天枢穴，分别用拇指指腹压在两侧穴位上，力度由轻渐重，缓缓下压，指力以患者能耐受为度，持续 4～6 分钟，将手指慢慢抬起，在原处按揉片刻，以局部有酸胀感为佳。两侧交替进行。天枢穴属于足阳明胃经，是手阳明大肠经募穴，恰为人身之中点，如天地交合之际，升降清浊之枢纽。人的气机上下沟通，升降沉浮，均经过天枢穴，按摩此穴可以达到轻身调便的效果。

掌揉上巨虚：以上巨虚穴为中心，掌揉 5 分钟，以有酸胀感为佳。上巨虚为足阳明胃经腧穴，为手阳明大肠经下合穴，因"合治内府"，又因"大肠、小肠皆属于胃"，故该穴可通利肠腑，治疗肥胖。

3. 膏方

祛油降脂膏：桑叶 100g，百合 100g，决明子 60g，天冬 100g，番泻叶 30g，黄精 100g，生山楂 100g，陈皮 100g，虎杖 100g，生地黄 100g，玄参 100g，熟大黄 60g，阿胶 100g，龟甲胶 100g，鹿角胶 100g，杏仁 60g，荆花蜜 60g。本方适合秋季服用，有驱逐浊邪外出的功效，气血亏虚之患者不适合服用本方，或可加减用药。

藏精去脂膏：何首乌 60g，茯苓 150g，金樱子 100g，丹参 100g，浙贝母 100g，皂刺 60g，熟地黄 150g，山茱萸 100g，泽泻 100g，昆布 60g，海藻 150g，益智仁 100g，龟甲胶 100g，鹿角胶 100g，阿胶 100g，荆花蜜 100g。本方适合冬季服用，由于偏温，阳热亢盛之人慎用，或可加减用药。另外，有胃-食管反流、消化道溃疡病史者，需去掉阿胶。

4. 耳穴　耳针取穴：神门、内分泌、饥点、口、食管、肺、胃、三焦、大肠。每次选用其中 3～5 个穴。常规消毒耳郭后，在所选耳穴处压王不留行籽，再用胶布固定。然后嘱患者每日按压所选耳穴 3～5 次，每次 3～5 分钟。隔日 1 次，双耳交替进行。

5. 饮食调养

良好的饮食习惯：一日三餐要定时定量，不能随意增加或减少进餐次数。咀嚼的速度要慢，用餐时间一般不少于 20 分钟。晚餐要少，不要吃夜宵。

合理的饮食结构：减少主食摄入量；减少钠盐的摄入，成人每日钠盐摄入量应不超过 5g；以摄入低脂肪、低热量、高蛋白的食物为宜。

下列食物应控制摄入：高糖食物，如白糖、冰糖、水果糖、巧克力糖、甜点心以及含糖量高的水果等；高脂肪食物，如油炸食品、肥肉、猪油、牛油、花生油、菜油、芝麻油等；高胆固醇食物，如动物脑髓、动物内脏、蛋黄、蟹黄等；高淀粉食物，如红薯、马铃薯、粉皮、凉粉、凉皮、菱角等；以及各种酒类。

6. 运动调养　适当的运动锻炼能使体内多余的脂肪慢慢燃烧掉，使人体的能量支出和摄入达到一个基本平衡状态。进行运动减肥前应做健康检查，要在身体允许的前提下进行。运动量应该从小到大，循序渐进，并要持之以恒。

具体方法：步行减肥、跑步减肥、跳绳减肥、游泳减肥、仰卧起坐、健身操、瑜伽、跳舞等。中医传统功法如五禽戏、六字诀、八段锦、气功、太极拳等一直受到人们的推崇，肥胖患者应坚持锻炼，动静结合，使气血调畅，疾病自除，身体康健。

九、高血压

高血压是以体循环动脉血压（收缩压和/或舒张压）升高为主要表现的临床综合征。依据其病因不同可分为原发性和继发性两大类。原发性高血压的病因尚不十分明确，患病率高，占高血压患者的90%以上，其并发症多且严重，最终可出现心、脑、肾等重要脏器功能或器质性损害。继发性高血压是指继发于其他疾病或原因的高血压，占高血压总数的5%～10%，临床表现、并发症与原发性高血压相似。高血压患者临床上以头痛、头晕、头胀、眼花、失眠健忘、耳鸣目眩、血压升高为主要表现，重则出现脑、心、肾、眼底等器质性损害和功能障碍。中医无高血压病名，属于"头痛""眩晕"等病证范畴。

高血压病是多种因素导致的整体性疾病，中医认为由于情志不遂、精神紧张，使肝气不疏，郁而化热，肝阳上亢；血虚阴亏，劳欲过度，肾精不足，水不涵木，阴虚阳亢；饮食失节，恣食肥甘厚味或过量嗜酒，损伤脾胃，致湿浊内生，痰湿上扰等因素，导致人体脏腑阴阳平衡失调，气滞血瘀，风火内生，痰瘀交阻而发病。

1. 针灸

（1）针刺

主穴：风池、太冲配合，以泻亢阳之气，平降肝阳，清利头目；人迎，为降压的经验穴；曲池、合谷，清泻阳明，调和气血；三阴交，调和肝脾肾，以治其本。

配穴：肝火亢盛加行间、侠溪，清肝降火；湿盛加中脘、丰隆，化痰祛湿；气虚血瘀加气海、膈俞，补气活血；阴虚阳亢加太溪、行间，滋阴平肝潜阳；阴阳两虚加关元、命门，滋阴助阳；眩晕头痛加太阳、印堂，清利头目；心悸失眠加神门、内关，宁心安神。痰湿壅盛、气虚血瘀、阴阳两虚者，可加用灸法。曲池、行间、侠溪、肠俞可点刺出血。

（2）刺血：取穴耳尖或百会、太阳、印堂、耳和髎、天柱、大椎。点刺前可在被刺部位推、揉，使局部充血。点刺时，以三棱针露出针尖3～5mm，对准部位快速刺入并迅速出针，进出针时针体应保持在同一轴线上。点刺后可放出适量血液或黏液，出血不畅者可辅以推挤，增加出血量或出液量。出针后按压针孔。

（3）艾灸：取穴曲池、悬钟、风池、足三里、涌泉。伴头痛头晕、口苦易怒者，加风府、阳陵泉；伴潮热盗汗、失眠多梦者，加三阴交、肾俞；伴身体沉重、胸闷心悸者，加丰隆、阴陵泉；伴身体消瘦、气短乏力者，加脾俞、气海。采用温和灸的方法，每穴每次灸 20 ～ 30 分钟，隔日 1 次，10 次为 1 个疗程，每疗程间隔 5 日。当血压降低后，仍需要坚持治疗，可每周调理 2 ～ 3 次。

长期服用降压药者，在针灸调理过程中，不要突然停药，当血压控制稳定后，再逐渐减少药物的用量。

2. 推拿按摩

风池穴：位于项部，在枕骨之下，与风府穴相平，胸锁乳突肌与斜方肌上端之间的凹陷处（或当后头骨下，两条大筋外缘陷窝中，相当于耳垂齐平）。揉捏应以局部出现酸、沉、重、胀感为宜，每次按揉 10 分钟，早、晚各按揉 1 次。具有平肝息风、祛风解毒的功效。

百会穴：位于头部，头顶正中心。按压百会穴约 30 秒，按顺时针方向按揉约 1 分钟，然后按逆时针方向按揉约 1 分钟，以局部出现酸、麻、胀感向头部四周放射为佳，每日 2 ～ 3 次。具有醒脑开窍、安神定志、升阳举陷的功效。

曲池穴：该穴位于肘横纹外侧端，屈肘时当尺泽与肱骨外上踝连线中点。顺时针方向按揉曲池穴约 2 分钟，然后按逆时针方向按揉约 2 分钟，左右手交替进行，以局部出现酸、麻、胀感为佳。具有疏风清热、降低血压的功效。

阴陵泉穴：位于小腿内侧当胫骨内侧髁后下方凹陷处。按顺时针方向按揉阴陵泉穴约 2 分钟，然后按逆时针方向按揉约 2 分钟，以局部出现酸、麻、胀感觉为佳。具有清利湿热、健脾理气、益肾调经、通经活络的功效。

三阴交穴：位于小腿内侧当足内踝尖上 3 寸，胫骨内侧缘后方。用拇指按顺时针方向按揉三阴交穴约 2 分钟，然后按逆时针方向按揉约 2 分钟，以局部出现酸、麻、胀感觉为佳，具有健脾益血、调肝补肾、安神的功效。

太冲穴：位于足背侧，第 1、2 趾跖骨连接部位中。拇指点按太冲穴大约 30 秒，按顺时针方向按揉约 1 分钟，然后按逆时针方向按揉约 1 分钟，以局部出现酸、麻、胀感为佳。具有调节肝功能、疏泄毒素、降低血压的功效。

此外还可对症按揉大椎穴，以清热解表、截疟止痛；揉掐合谷穴，以镇静止痛、通经活络、清热解表；按揉阳陵泉穴，以降浊除湿、疏肝理气、止痛。

手部按摩法：用拇指指端点按内关、合谷、神门、后溪、阳溪穴各 2 ～ 3

分钟，力度略重，以局部能忍受的疼痛度为佳。

足部按摩法：用拇指指腹按揉头、小脑、肝、胆、心、内耳迷路、肾上腺、输尿管、肾、膀胱反射区各 3 ～ 5 分钟，以局部有可耐受的疼痛感为佳。或用拇指点按双侧足部解溪、太冲、行间、昆仑、申脉、侠溪、照海穴每穴 2 分钟。

3. 拔罐

主穴：大椎。

治法：嘱患者正坐垂头，以毫针直刺大椎穴，针深 3 ～ 5cm，不做捻转，略加提插，至诱发出下窜针感后，在针柄上放一蘸 95% 酒精的棉球，点燃，扣上玻璃罐，或用真空拔罐器吸拔。留罐 20 分钟，起罐取针。隔日治疗 1 次，10 次为 1 个疗程，疗程间隔 5 ～ 7 日。一般须治疗 3 个疗程。

辨证取穴：肝阳上亢者，取穴肝俞、足三里、风池、心俞、承山；阴虚阳亢者，取穴肝俞、胃俞、心俞、三阴交；阴阳两虚者，取穴肝俞、胃俞、心俞、三阴交、气海俞、足三里；痰湿中阻者，取穴中脘、风池、丰隆；气虚血瘀者，取穴心俞、肝俞、巨阙、膻中；心肾不交者，取穴肾俞、心俞、三阴交、内关；肾精亏虚者，取穴肾俞、肝俞、关元、三阴交、悬钟；冲任失调者，取穴肝俞、膈俞、期门、关元、血海、三阴交。

4. 刮痧 取穴风池、肩井、曲池、足三里、三阴交。用泻法。先刮风池、头后部、肩井及肩部，再刮背部膀胱经穴，然后刮手臂曲池，最后刮下肢的三阴交、足三里。

常用降压部位为颈背部、胸部的肌肉胀痛处。若身体胀痛不明显，则以督脉两旁俞穴、足太阳膀胱经穴、足少阳胆经穴及颈部、腋窝动脉行走部为重点刮痧区；头痛甚者，由百会穴开始，由上往下重刮；情绪激动，伴有心悸、心烦者，加刮手少阴心经穴及手厥阴心包经穴；血压高而体虚头晕之人，加刮下肢足太阴脾经穴及足阳明胃经穴。

5. 膏方

九味降压膏：泽泻 100g，川芎 50g，白术 60g，草决明 40g，野菊花 50g，桑寄生 40g，钩藤 120g，全蝎 20g，夏枯草 30g。功效为健脾利湿、清肝降压。适用于高血压病。若属气血瘀阻型者，加丹参、桃仁、红花各 30 ～ 60g；属气阴两虚型者，加党参、川续断、生地黄各 20g；若属肝阳上亢型，加玄参、枸杞、麦冬各 30g。

降压膏：夏枯草、草决明、石膏各 30g，槐角、钩藤、茺蔚子、黄芩各 15g。功效为平肝潜阳、降压清热。适用于原发性高血压，头晕、头痛、心悸失眠、舌红、脉弦。

龙胆泻肝膏：龙胆草 45g，生石决明、珍珠母各 200g，生地黄、沙苑子、刺蒺藜各 150g，郁李仁、菊花各 60g，钩藤、白术、白芍、牡丹皮、赤芍、柴胡、夏枯草、山茱萸、炒知母、炒黄柏、栀子、黄芩、山羊角、鳖甲胶、龟甲胶各 90g，冰糖 250g。功效为平肝潜阳、清肝泻火。适用于高血压，眩晕、头痛、面红目赤、口苦烦躁、便秘尿赤、舌红苔黄、脉弦等。

镇肝息风膏：枸杞子、川牛膝、怀牛膝、生地黄、熟地黄、赤芍、白芍、桑椹、石决明 150g，生龙骨、生牡蛎各 250g，山药 200g，玄参 60g，桑寄生 120g，菊花、当归、山茱萸、牡丹皮、天麻、钩藤、川续断、杜仲、沙苑子、刺蒺藜、茯神、鳖甲胶、龟甲胶、冰糖各 250g。功效为柔肝养阴、潜阳息风。适用于高血压，眩晕头痛、腰膝酸软、耳鸣健忘、五心烦热、心悸失眠、舌质红、苔薄、脉弦细而数等。

麝香止痛膏（外用）：吴茱萸、川芎各等量。将上药研为细末，用米醋调糊外敷肚脐处，每日 1 换。功效为引热下行、交通心肾。适用于原发性高血压。

杜仲膏（外用）：杜仲、熟地黄、附子、牡蛎、酸枣仁、秦皮、茯苓、龙骨各 9g，桑寄生、狗脊、党参、熟地黄各 6g，川楝子、远志各 4.5g，香麻油 300mL，黄丹 120g。上药择净，用香麻油熬枯，去渣取汁，加黄丹收膏即成。每次适量，贴肾区（第 11 胸椎与第 12 腰椎体两侧），包扎固定，每日一换。补肾益气。适用于高血压头晕。

吴茱萸芥子膏（外用）：吴茱萸、白芥子各等量。将上药择净，研为细末，加食醋适量调匀，制膏备用。每次适量，外敷双足心涌泉穴，敷料包扎，胶布固定，每日一换。功效为引热下行。适用于原发性高血压。

6. 耳穴压丸　取穴耳背沟、耳尖、皮质下、交感、神门、肝、肾等，或取降压沟、角窝上、肾、神门、皮质下、肝。每次选 3～4 个穴。也可毫针刺，血压过高者可在耳背沟和耳尖点刺出血。

7. 饮食调理　饮食调理是最易进行的治疗方法，但也是最容易被忽视的。高血压饮食治疗的原则是低钠盐、低脂肪、高钙、高维生素和适量补充蛋白质。适当减少钠盐的摄入，有助于降低血压，每日食盐摄入量应不高于 5g，以减少体内的水钠潴留；少吃肥肉及各种动物性油脂，控制高胆固醇食物的摄入，多选用植物油；适当增加海产品摄入，如海带、鱼类等，增加钙的吸收；控制或忌食兴奋神经系统的食物，如酒、咖啡等；提倡吃素的同时要保证合理营养，注意控制饮食量，防止过量饮食引起肥胖。

8. 情志调摄　情绪要保持乐观稳定，思想安静放松，减少烦恼郁怒，减少外界不良情绪的刺激，保持精神调达，气血畅通。

9. 起居调养　高血压患者要根据四时气候变化，冬防寒，夏防暑，养成顺应自然的合理生活作息。早睡早起不熬夜，保证足够的睡眠。养成午睡习惯，时间以半小时左右为宜，平卧为佳，有利于降压。

10. 运动调养　适量的运动可以增强体质、缓解紧张情绪，对于高血压的预防和控制也有重要意义。运动要因人、因地、因时制宜，根据现有条件制定符合自己特点的运动计划，如中老年要量力而行，一般采用步行、慢跑等有氧运动。传统健身术如打太极拳、八段锦、五禽戏等既可松弛神经，又可以改善心血管的功能状态，在降压的同时，达到益寿延年的效果。

十、糖尿病

糖尿病是一种以高血糖为特征的代谢性疾病。高血糖则是由于胰岛素分泌缺陷或其生物作用受损，或两者兼有，引起血中葡萄糖浓度升高，进而糖大量从尿中排出，并出现多饮、多尿、多食、头晕、乏力等症状。长期存在的高血糖，会导致各种组织，特别是眼、肾、心脏、血管、神经的慢性损害、功能障碍。中医对本病的认识较早，属于"消渴""肺消""膈消"等范畴。

糖尿病病因复杂多样，中医认为素体阴虚、五脏虚弱是糖尿病发病的内在因素。其他病因还有饮食不节，过食肥甘厚味，致脾胃损伤，积热内蕴，化燥伤津，损耗阴液；情志失调，长期过度的精神刺激可导致情志不舒或郁而化火，消耗肺胃肾阴；劳欲过度，房事不节，虚火内生，灼伤阴津；其他如服用某些药物，亦可耗伤阴液，均可导致糖尿病的发生。糖尿病病机主要在于阴津亏损，燥热偏胜，但以阴虚为本，燥热为标。两者互为因果，日久可阴损及阳，阴阳俱虚，或病久入络，血脉瘀滞，变生百证。

1. 针灸

（1）针刺：针刺可使胰岛素水平升高，胰岛素靶细胞受体功能增强，加强胰岛素对糖原的合成代谢及氧化酵解和组织利用的功能；针刺后糖尿病患者血液中甲状腺素含量降低，从而减少了对糖代谢的影响；针刺可使糖尿病患者全血比黏度、血浆比黏度等血液流变异常指标下降，这对改善微循环障碍、防止血栓形成、减少糖尿病慢性并发症有重要意义；针刺能够调整中枢神经系统，从而影响胰岛素、甲状腺素、肾上腺素等分泌，有利于糖代谢紊乱的纠正。

针刺治疗糖尿病常用选穴方法有以下几种。

主穴为脾俞、膈俞、胰俞、足三里、三阴交。配穴为肺俞、胃俞、肝俞、中脘、关元、神门、然谷、阴陵泉等。针刺方法以缓慢捻转，中度刺激平补平泻法，每日或隔日1次，每次留针15～20分钟，10次为1个疗程。疗程间隔3～5日。

主穴为脾俞、膈俞、足三里。配穴：多饮烦渴，加肺俞、意舍、承浆；多食易饥、便秘，加胃俞、丰隆；多尿、腰痛、耳鸣，加肾俞、关元、复溜；神倦乏力、少气懒言、腹泻，加胃俞、三阴交、阴陵泉等。针刺方法以针刺得气为指标。当患者对针刺有较强反应时，则留针15分钟，出针前重复运针一次再指压。

上消：少府、心俞、太渊、肺俞、胰俞。

中消：内庭、三阴交、脾俞、胰俞、胃俞。

下消：太溪、太冲、肝俞、肾俞、胰俞。

胰俞为治疗上、中、下三消经验穴。针刺方法为补泻兼施，留针20～30分钟，隔日1次，10次为1个疗程。

（2）艾灸：取穴脾俞、肺俞、肾俞、足三里、阳池、胃脘下俞、三阴交。辨证加灸，口渴明显者，加灸太渊、大椎；饥饿明显者，加灸胃俞、内庭；尿量明显多者，加灸关元。采用温和灸的方法，可分成两组交替用穴，每穴每次可灸15～20分钟，每日1次，10次为1个疗程，每个疗程间休息3～5日。当症状改善后可每周调理2～3次。

2. 推拿按摩

鱼际穴：位于小手指内侧上延至手前掌的横线处取穴。按摩时，手掌朝上伸手，右手食指托住鱼际穴背面，大拇指屈曲，垂直按在鱼际穴上，指甲保持垂直于鱼际穴，以拇指端有节奏地一紧一松平稳用力按压，最好配合按摩动作使鱼际穴周围有酸胀感，乃至分别放射至小手指指端与手腕处，这种传导性的酸胀感持续不断，方能显效。每日早、晚各按摩1次，每次3～5分钟。

足三里穴：立于膝盖髌骨下外侧膝眼下3寸，于胫骨前嵴外1横指处取穴。按摩两侧足三里穴可以同时进行，取坐姿，双膝稍微屈曲，左右手拇指分别放在各自一侧足三里穴上，其余四指各自握住一侧的胫骨，然后拇指稍微屈曲，垂直按在穴位上，一按一松，频率约2秒一次，按压力度要适当加大，按揉结合。按摩时不仅要出现酸胀感，而且要有酸胀上下放射之感。每日早、晚各按摩1次，每次4～6分钟。

三阴交穴：位于内踝上3寸（四横指）。按摩时一只手的4根手指握住外踝，拇指屈曲，垂直按在三阴交穴上，以拇指端有节奏地一紧一松用力按压，适当配合按揉动作，使之有阵阵酸胀麻感，而且分别放射至膝盖和足跟部位，做完左侧三阴交按摩，接着再做右侧。每日早、晚各按摩 1 次，每次约 3 分钟。

按摩左侧胁部：在左肋骨和上腹部用右手手掌轻轻平行按摩；或用右手的食指和中指轻轻叩击左肋骨和上腹部，以使腹内的胰腺随之微微振动，以增强胰腺功能。每日按摩、叩击多次，每次 1 ~ 3 分钟。只按摩、叩击左侧。

按摩腹部：先将双手的食指、中指和无名指蜷起，并抱成球形，两小指朝下，两拇指朝上，两掌根朝内，并将两掌根放在大横穴上（大横穴在肚脐两侧、乳头直下处），小指放在关元穴（腹正中脐下 3 寸处）上，指放在中脘穴（肚脐上 4 寸处）上。接着双手轻轻往下一压，随之上下快速颤动，每分钟要超过 150 次。一般要求在饭后 30 分钟或睡前 30 分钟进行按摩，每次按摩 3 ~ 5 分钟。其原理是通过振腹按摩可以理气活血、升清降浊。坚持经常按摩腹部，不但可以有效降血糖，还能降血压，治疗便秘。

毛巾按摩后背：按摩时取一条洁净的干毛巾，左右手分别捏紧毛巾两头，左手在上时，按摩左侧后背；右手在上时，按摩右侧后背，直至按摩到后背有阵阵发热之感为止。每日早、晚各按摩 1 次，每次每侧按摩 2 ~ 3 分钟。

3. 拔罐　拔罐治疗糖尿病主要取脾俞、肺俞、三焦俞、肾俞、三阴交、足三里、太溪这七个经穴部位。具体操作时，先取上述各穴位，采用单纯火罐法吸拔，并留罐 10 分钟，每日拔罐 1 次。也可以采用背部俞穴走罐的方式进行，先在肺俞至肾俞段抹上润滑剂做准备，然后走罐至皮肤潮红或皮肤出现瘀点即可，两日进行一次。

4. 刮痧　主刮穴位为大椎、神堂、大杼、膏肓、肺俞、脾俞、肾俞。配刮穴位则包括尺泽、内关、外关、血海、曲池、足三里、太溪。在刮痧时，实证用泻法，刮拭上述主、配刮经穴部位 3 ~ 5 分钟；虚证则用补法，刮拭关元、肾俞、太溪、足三里等经穴部位 3 ~ 5 分钟。

5. 贴敷　取穴部位为神阙穴。药用生石膏 5g，知母 2g，玄参、炙甘草各 1g，生地黄、党参各 0.6g，黄连 0.3g，天花粉 0.2g，粳米少许。将以上药提炼制成粉剂，每次取 250mL，与二甲双胍 40mL 混合均匀，纳入患者脐孔，盖以棉球，外用胶布封贴。每 3 日换药 1 次。本方适用于病程短的轻症糖尿病患者。

6. 膏方　控糖通用膏方：北沙参、麦冬、天花粉、黄芪、鹿角霜各 3 份，生晒参、淫羊藿、桃仁、牛膝、地骨皮各 2 份，三棱、赤芍、白芍、菊花、阿胶各 1 份，肉桂、砂仁各 0.5 份，木糖醇或甜菊精（用以代替冰糖或蜂蜜进行调味使用）适量，共熬成膏。

7. 耳穴　耳针治疗糖尿病常选用的穴位如胰、内分泌、肾、三焦、耳迷根、神门、心、肝。针法为轻刺激。每次取 3～5 穴，留针 2 分钟，隔日 1 次，10 次为 1 个疗程。

或主穴取胰、胆、肝、肾、缘中、屏间、交感、下屏尖。配穴为三焦、渴点、饥点。根据主证及辨证分型，每次选穴 5～6 个。

针法：转法运针 1 分钟，留针 1～2 小时，留针期间每 30 分钟行针 1 次，隔日 1 次，两耳交替，10 次为 1 个疗程。

8. 饮食调养　饮食控制是糖尿病的基本疗法，需严格和长期执行。糖尿病患者需控制饮食，尤其对于轻型糖尿病患者，如果饮食控制得当，病情可以好转，有的能基本治愈。一些重型糖尿病患者，控制饮食后也可减轻，并可以提高降糖药物的效果。患者可以根据自己的情况，计算出每日所需热量，一般情况下应禁食多糖的食物，如水果糖、糕点等，少吃精米、白面，多食粗粮及各种蔬菜等多纤维食物。由于糖尿病者蛋白质分解过速，应补充适量的蛋白质，如奶、蛋、瘦肉、豆制品等食物。要严格限制饮酒，可以饮用降糖的饮料果汁，如生地黄饮、芹菜饮、白萝卜饮等。坚持科学的饮食调理，是控制血糖的有效方法，应做到定时定量进餐。

9. 运动调养　增加体力活动可改善机体对胰岛素的敏感性，降低体重，减少身体脂肪量，增强体力，提高工作能力和生活质量。运动的强度和时间长短应根据患者的总体健康状况来定，找到适合患者的运动量和患者感兴趣的项目。运动形式可多样，如五禽戏、太极拳、散步、快步走、健美操、跳舞、跑步、游泳等。

十一、高脂血症

由于脂肪代谢或运转异常使血浆中一种或几种脂质高于正常者称为高脂血症。根据其临床表现。高脂血症属于中医学"眩晕""痰证""胸痹"等病范畴。血脂异常与心血管疾病，尤其与动脉粥样硬化、冠心病的发生和发展密切相关，是代谢综合征的组成部分之一。

中医学认为本病与素体禀赋、饮食习惯、精神状态、起居等密切相关。由于长期过食肥甘厚味，损伤脾胃，脾失健运，水谷运化失司，水湿内停，凝聚为痰，痰从浊化，酿成脂膏；或素体热盛，或过食辛热，以至湿热食积，内阻肠胃，水谷不化，化为膏脂；或情志失调，肝郁克脾，脾失健运，淡湿内停；

或年老久病伤阴，阴虚内热，聚湿为淡；或肾阳亏虚，不能温煦脾阳，中土不运，痰浊内生，蕴酿而成脂膏。

总之，本病属本虚标实之证。本虚为脾、肾、肝三脏虚损，标实为爽浊和瘀血内阻。脂质留而为弊是本病的基本病机。体质因素对本病的发生发展有重要作用，常见体质类型主要有肾虚多寒、脾弱多湿、肝强多火、胃热多食四种。

本病常与胸痹、痰饮、消渴相关，在辨治过程中，应时刻注意有无这些疾病的先兆表现，以求早期发现，截断扭转。本病临床常见脾虚湿盛、胃腑燥热、肝脾湿热、肝肾阴虚、气滞血瘀、肾阳亏虚六种证型。若肢倦、头晕、胸闷气短、腹胀纳呆、大便时溏、苔白腻、脉缓滑者，为脾虚湿盛型；体胖、口苦口臭、多食易饥、便燥瘦黄、舌苔黄燥、脉细数或洪数者，为胃腑燥热型；口苦口黏、渴不欲饮、胸闷胁满、脘胀欲呕、便硬瘦黄、苔黄腻、脉弦滑数者，为肝脾湿热型；腰酸腿软、眩晕耳鸣、少寐多梦、舌红脉细者，为肝肾阴虚型；面色晦暗、胸胁胀闷、肌肤甲错、肢端麻木、舌暗红或有瘀点、脉沉弦或涩者，为气滞血瘀型；体倦乏力、腰膝酸软、四肢欠温、舌淡苔白、脉沉细或细弱者，为肾阳亏虚型。

1. 针灸

（1）针刺：取穴内关、都门、间使、神门、通里、合谷、曲池、足三里、丰隆、阳陵泉、三阴交、肺俞、厥阴俞、心俞、督俞、公孙、太白、曲泉、中脘、鸠尾。每次选取 3 ～ 5 穴，交替使用，每日针 1 次，留针 20 ～ 30 分钟。

也可选取百会、四神聪、风池、肩髃、曲池、足三里、悬钟、太冲。虚证，加脾俞、肾俞、肝俞、三阴交；实证，加丰隆、外关。用毫针常规方法针刺上述穴位，平补平泻，虚证可酌情采用温针灸或温灸器灸。留针 20 ～ 30 分钟，隔日 1 次，15 次为 1 个疗程。

（2）艾灸

隔姜灸：选阳池、三焦俞为主穴，地机、命门、三阴交、大椎为配穴。每次选主穴、配穴各一，用中号艾炷，隔姜灸。每穴 5 ～ 7 壮，每日 1 次，1 个月为 1 个疗程。疗程间隔 3 ～ 5 日。

药灸：以决明子、红花、公丁香、硫黄等药物加艾绒制成药物灸条，取关元、丰隆穴进行温和灸。每穴 15 分钟，每日 1 次，连续 35 日为 1 个疗程。具有健脾益气祛化湿之效，适用于脾肾阳虚型高脂血症。

温和灸：取神阙、双侧足三里温和灸，每穴每次 10 分钟，隔日 1 次。具有温补脾肾、活血化瘀之效，适用于老年人高脂血症。

2. 推拿按摩

涌泉穴：足少阴肾经的井穴，推摩涌泉穴适用于各型高脂血症的康复治疗，尤其对于肾虚导致的高脂血症疗效显著。一般患者取卧位，每日早晚将足心向上，找准位置，用两手拇指指腹分别推擦左右脚的涌泉穴 60 次以上，力量由小到大，使涌泉穴有热感为止。

掌揉全腹：患者仰卧位，操作者以一指禅推法作用于腹部任脉、脾经、胃经，约 3 分钟，顺时针掌揉全腹 3 分钟。

中脘、气海、关元、中极：按揉每穴 1 分钟，中指、食指点按中脘、天枢各 30 秒。提拿腹部数次，以患者能耐受为度。震颤小腹 1 分钟。

拿揉下肢：双手拿揉下肢三阴经（内侧）、三阳经（外侧），由大腿至踝部，各四五遍，再点按阴陵泉、丰隆、足三里、三阴交、太冲，每穴 30 秒。

膀胱经：患者俯卧位，操作者以擦法作用于膀胱经，三四分钟。掌擦法横擦腰部，以透热为度。

膈俞、肾俞、脾俞、肝俞：点按每穴 30 秒，叩击膀胱经各 3 遍。

3. 膏方　膏方在用药上应辨证选配，高脂血症膏方常用中药如下。

降脂：山楂、荷叶、泽泻、三七、决明子、大黄、黄连、何首乌、人参、杜仲、葛根、虎杖、乌梅、水蛭、桑寄生、罗布麻、丹参、姜黄、黄精、五味子等。

清热化湿：茵陈、蒲公英等。

清热化痰：白芥子、制胆南星、莱菔子、紫苏子等。

健脾益气：党参、黄芪、山药、茯苓、白术等。

活血通络：当归、川芎、桃仁、红花、生蒲黄、丹参、鸡血藤等。

滋阴清肝：枸杞、何首乌、墨旱莲、菊花等。

疏肝理气：柴胡、香附、枳壳、郁金、陈皮、青皮、木香等。

传统膏方的收膏多采用冰糖、阿胶、蜂蜜、鹿角胶、鱼鳔胶等胶类作为基质和矫味剂。但这类性质滋腻之品对高脂血症的调治，尤其是合并冠心病、糖尿病、肥胖症、高尿酸症等或有此倾向者已经不再适合，高脂血症膏方应当减少或杜绝上述物品来做基质，可酌情增加黄精、玉竹、山茱萸等药物剂量，以更利于收膏。

4. 中药足浴　中药足浴可以起到降低血脂、预防动脉硬化的作用，如五味桑椹水（桑椹、丹参、泽泻、生山楂、怀山药）、山楂大黄水（生山楂、泽泻、大黄、鲜白萝卜、鲜橘叶）、桑枝桑叶水（桑枝、桑叶、茺蔚子）、大黄水、钩藤水、牛膝水（牛膝、钩藤）、芥末水、红花麻黄水（红花、麻黄、桂枝、泽兰）、木防己水（木防己、宣木瓜、车前草）、大腹皮水（大腹皮、茯苓皮、广陈皮、附片、桂枝）、党参黄水（党参、黄芪、白术、茯苓）、桃仁红花水（紫丹参、桃仁、红花、麻黄、细辛、川芎）、菟丝子水（菟丝子、补骨脂、锁阳、附片）等。足浴时应忌空腹、饱餐、当风、水温过高、用力擦皮肤等，而且足浴疗法的作用有限，应与其他疗法相互配合以提高疗效。

5. 耳穴 选取肺、内分泌、胰、胆、肾上腺为主穴，配以肝、脾、胃。用王不留行籽贴压上穴，每 3 日 1 次，两耳交替，10 次为 1 个疗程。

或者根据病机分别选取三组穴位，交感、胃、肺、神门，或脾、饥点、胃、交感，或肺、饥点、交感、内分泌。将制备好嵌有王不留行籽的耳穴压片贴敷于一侧耳穴，1 ～ 2 日再换贴对侧耳穴，交替刺激两耳。患者每次就餐前，自己用手按压耳穴压 5 分钟左右。

6. 饮食调养 主食应以谷类为主，粗细搭配，减少精制米、面和糖果的摄入，增加玉米、莜面、燕麦等粗粮成分，多食海带、紫菜、木耳、金针菇、香菇、大蒜、洋葱，蛋白质、维生素和无机物应在要求范围内。由于膳食中脂肪和脂肪酸含量低，可造成铁、维生素 E 和其他脂溶性维生素的吸收不足，应注意适量给予补充。

逐步减少饱和脂肪酸和胆固醇的摄入，减少过多的总热量，增加需氧的体力活动，以减轻体重。推荐日常饮食中脂肪不超过总热量的 20%；饱和脂肪酸摄入量必须低于总热量的 10%，不饱和脂肪酸不能超过总热量的 10%；胆固醇摄入量限制在每日 250 ～ 300mg。忌食一切脂肪及甜食，可补充短、中链脂肪酸。忌食动物脂肪、人造奶油、蛋黄、巧克力、少数鱼类（如墨鱼、鱿鱼等）和贝壳类（如蚌、螺、蛏、蚬、蟹黄等）、鱼子，以及动物的脑及脊髓、内脏。甜食、咸食、高脂肪的奶制品等也应适当限制。忌就餐次数少、晚餐时间太晚、晚餐过量、偏食、盲目节食。不宜多食牛肉、多饮咖啡、过饮浓茶。忌烟酒，忌不合理用药。

7. 运动调养 八段锦、太极拳、五禽戏等均可。根据个人爱好长期坚持，运动量应循序渐进，以能耐受为度。运动强度应掌握在最大心率的 50% ～ 70%，持续时间 30 分钟以上，因为少于 10 分钟的运动不利于体内脂肪的燃烧。运动频率为每周 3 ～ 5 次。运动前后应做些准备活动和放松运动，防止出现心血管意外和骨关节、肌肉的损伤。也可选择气功，气功能够把人体的精神、呼吸、形体有机地结合，对人体各种功能活动都有很强的良性改善作用。其中内养功和保健功等对高脂血症有一定的疗效。

十二、冠心病

冠状动脉粥样硬化性心脏病是冠状动脉血管发生动脉粥样硬化病变而引起血管腔狭窄或阻塞，造成心肌缺血、缺氧或坏死而导致的心脏病，常常被简称为"冠心病"。冠心病患者症状为胸腔中央出现一种压榨性的疼痛，并可迁延至颈项、手臂、后背及胃部。其他可能发作的症状有眩晕、气促、出汗、寒战、恶心及昏厥。心绞痛（痛痹）、心肌梗死、心律失常、心力衰竭等为本病的主要临床表现。正如《金匮要略》所说，"胸痹不得卧，心痛彻背，背痛彻心""胸痹，胸中气塞，短气""阳微阴弦，即胸痹而痛"。中医认为，本病多因心阳不足，寒邪乘心，以致寒凝脉涩，拘急收引；或饮食不慎，膏粱厚味，变生痰湿，痰湿侵犯，占据清旷之区；或痰热灼络，火性上炎；或气血津液阴阳不足而血行缓慢；或七情内伤、气机郁滞等因素导致气滞血瘀，血脉瘀阻，郁遏于胸。

心虚为发病之本，而寒、湿、痰、血瘀气滞为致病之标，即本虚标实而又以标实为急。

1. 针灸

（1）针刺

主穴：内关、都门、膻中、心俞、膈俞、厥阴俞。

配穴：胸阳痹阻加关元、命门；心脉瘀阻加血海；痰浊内阻加足三里、丰隆；气阴两虚加三阴交、太溪、足三里。

内关、都门直刺1寸，施捻转补法1分钟，令针感向肘部放散；膻中迎经向下斜刺1寸，施捻转泻法1分钟，令针感向两肋放散；厥阴俞、心俞、膈俞向棘突方向斜刺1.5寸，厥阴俞、心俞施捻转补法1分钟，膈俞施捻转泻法1分钟，均令针感沿两肋向前胸放散。治疗时根据不同之证型，加用不同穴位。每日针刺2次。心绞痛发作时立即针刺，施术时间加倍。

（2）艾灸

艾炷灸：取内关、膻中、心俞、关元、厥阴俞、足三里。每次选用2～4个穴位，每穴每次灸治15～30分钟，每日灸治1次，10次为1个疗程，疗程间隔5日。

温灸：取内关、膻中、心俞、关元、足三里、厥阴俞。每次选用2～4个穴位，每次施灸15～20分钟，每日灸治1次，10次为1个疗程，疗程间隔5～7日。

灯火灸：取厥阴俞、心俞、膏肓、神堂、神道、心前区阿是穴、内关、间使、神门。每次选用 6 ～ 7 个穴位，每穴灸 1 壮，每日 1 次，10 日为 1 个疗程。

2. 推拿按摩 揉内关，先左后右；揉屋翳、渊腋、辄筋等穴，重点揉左侧，每穴揉 30 次；摩肾堂，运膏肓各 50 次；肾虚者加揉三阴交、涌泉穴；脾胃虚弱者摩气海、关元、中极穴，双手掌根紧按脾俞、肾俞；痰浊明显者揉膻中、天突、脾俞；失眠及便秘者仰卧，双手重叠作顺时针方向摩腹部。在对穴位刺激时，不宜过强、过弱，以每穴有轻微的酸胀感为度，每日 2 ～ 3 次。可防治动脉粥样硬化。

至阳、心俞、膈俞等：先在至阳、心俞、膈俞等穴处及其附近寻找痛点，适当进行按压，逐渐用力，直至缓解。再用拇指按揉内关 100 次，用中指点按神门 50 次，用拇指按揉足三里、太冲各 50 ～ 100 次。然后按揉并搓擦涌泉，以有热感为宜。每日 1 次。

上脘、大椎、大杼、膏肓、神堂：患者采取仰卧的姿势，全身放松，术者用手拍打患者上脘穴位附近进行松筋开穴，持续 3 分钟。然后依次拍打患者大椎、大杼、膏肓、神堂等穴位，每个穴位 1 分钟，以患者有酸胀感为度。

3. 刮痧 刮厥阴俞、心俞、神堂、至阳，配合点揉天突、膻中、巨阙。或刮曲泽、内关及上肢前侧、足三里、三阴交，配合点揉太溪。

4. 贴敷

活血化瘀散：川芎、丹参、三七、葛根各 10g，水蛭 8g，麝香 2g。上药共研细末，和匀，贮瓶备用，勿泄气。取药粉 8g，分 7 包，用纱布包好贴敷于左侧膻中、左侧心俞、左侧虚里、左侧内关及神阙上，外用关节止痛膏固定。5 日换药 1 次。5 次为 1 个疗程。活血化瘀，芳香开窍，通络止痛。主治冠心病。

或取期门穴上 1 寸。取葶苈子、白芥子、乳香、肉桂各 100g，丹参 200g。上药共研细末，装瓶备用。取本散 100 ～ 200g，用温开水适量调为糊状，涂在棉布或数层纱布上，局部先涂麻油少许，以免损伤皮肤，将药糊于布上，外敷于期门穴上 1 寸，再用毛巾包好，固定。待症状减轻后除去（约 2 小时）。每日换药 1 次，连用 9 日。皮肤敏感者慎用，病情处于心绞痛发作期或出现心梗，应及时就医。

5. 膏方

活血益气膏：党参、益母草、玄参各等分。上药加水煎煮 3 次，滤汁去渣，合并滤液，并加热（文火）浓缩成膏状，收膏即得。收贮备用。每次服 5mL，每日服 3 次，温开水送服。可益气活血、化瘀止痛，主治心病心绞痛（气虚血瘀型）。

冠通浸膏粉：党参、当归、丹参、鸡血藤、瓜蒌、薤白、红花、郁金、延胡索各等分。先将当归按蒸馏法提尽挥发油。再将当归渣与另8味药合并，加水浸泡后，煎煮3次，压榨过滤，取出药汁，合并滤液，文火浓缩，再用水浴蒸发干燥，然后烘干，研成细末，再将当归挥发油喷入细末内，拌匀、即成冠通浸膏粉、收贮备用。每次服3～5g，每日服2次，用白开水冲化服。可益气活血、通络止痛，主治胸痹心痛（心病、心绞痛）、心悸气短（气虚夹瘀型）。

6. 耳穴

主穴：心、胸、肾、小肠、交感、神门、皮质下。

配穴：痰湿者加肺、脾、胸；气滞者加肝、枕、内分泌。

取主穴和1～2个敏感配穴，用王不留行籽贴压，按压手法多以点压法或直压法为主，中、弱刺激强度。每次贴压一侧耳穴，双耳交替操作，2～3日一换。坚持每日自行按压3次以上，每穴13分钟，以出现酸胀感为宜。贴10次为1个疗程，休息5～7日，可继续下一个疗程的治疗。伴有心绞痛发作时，可双耳贴压，刺激手法不宜过强。或用毫针刺法，每次选3～5穴强刺激，留针1小时，隔日1次，但需寻求专业针灸医师进行治疗。

7. 饮食调养 多喝水，食用低胆固醇、低盐、低脂的食物，多吃富含钾元素的食物，如豆类及其制品、马铃薯、紫菜、海带、香菇、蘑菇、山药、春笋、冬笋、木耳、荞麦，以及香蕉、西瓜等。多吃能降血脂的食物，如牛奶、羊奶、黄豆、赤小豆、绿豆、蚕豆、豌豆、扁豆、芸豆、豆芽、胡萝卜、菜花、韭菜、大蒜、大葱、洋葱、生姜、番茄、香菇、鲜菇、紫菜、海带、鱼类、柑橘、苹果、山楂、花生等。

少吃或不吃甜食，避免进食油炸食品及鱼子、蛋黄等。少吃含糖分高的食物。不抽烟，不吃或少吃牛油、奶油及各种油腻食物。

8. 情志调摄 应高度重视精神调摄，保持平和愉快的心态，避免过于激动或喜怒忧思无度。可根据个人爱好，选择弹琴、下棋、书法、绘画、听音乐、阅读、旅游、种植花草等放松心情。

9. 运动调养 冠心病患者应取动静结合的原则，静卧以怡养正气，适当活动则调和气血，但应根据情况，在医护人员指导下，有计划、科学地执行。一般而言，患病初期，应以静功为主，可选体态练功的卧式或坐式，身体情况好的可练站功，自然呼吸，意守丹田。待病情有所好转，可练五禽戏、八段锦、太极拳。开始时，可选某一种功法的某一式或几式进行练习，循序渐进，待身体条件允许时，可进行某一功法的完整练习，每日练2～3次，每次30分钟。

十三、中风

中风即"脑卒中""脑血管意外",是一种急性脑血管疾病,是由于脑部血管突然破裂或因血管阻塞导致血液不能流入大脑而引起脑组织损伤的一组疾病,包括缺血性和出血性卒中。发病年龄多在 40 岁以上,男性较女性多,严重者可引起死亡,出血性卒中的病死率较高。本病发病率高、病死率高、致残率高、复发率高且并发症多。

中医认为,中风是由于正气亏虚,饮食、情志、劳倦内伤等引起气血逆乱,产生风、火、痰、瘀,导致脑脉痹阻或血溢脑脉之外,以突然昏仆、半身不遂、口舌歪斜、言语謇涩或不语、偏身麻木为主要临床表现的病证。中风的病机为肝风内动、瘀血阻络、肝阳上亢、阴虚风动等,有中经络和中脏腑之分,有相应的临床表现。本病多见于中老年人。四季皆可发病,但以冬春两季最为多见。

1. 针灸

(1) 针刺

主穴:内关、水沟、三阴交、极泉、尺泽、委中。

配穴:风痰阻络加丰隆、合谷;风阳上扰加太冲、太溪;阴虚风动加太溪、风池;痰热腑实加曲池、内庭、丰隆;闭证加十二井穴、太冲、合谷;脱证加关元、气海、神阙;口角歪斜加颊车、地仓;上肢不遂加肩髃、手三里、合谷;下肢不遂加环跳、阴陵泉、悬钟、太冲。

操作:内关用泻法;水沟用雀啄法,以眼球湿润为佳;三阴交用补法;刺极泉时,避开动脉,直刺进针,用提插法,以患者上肢有麻胀感和抽动感为度;尺泽、委中直刺,用提插法,使肢体有抽动感。余穴按虚补实泻法操作。

(2) 艾灸:取穴水沟、内关、气海、血海、三阴交、内庭、极泉、尺泽、足三里、委中、合谷、丰隆。诸穴均可使用温灸盒灸疗,或在水沟隔蒜灸,艾灸时间宜久,每日 1 次,10 次为 1 个疗程。适用于风痰阻络型、气血瘀阻型中风。

2. 推拿按摩

点按环跳:在局部以按法、揉法、搓法施之并刺激足趾神经末梢。

推按风池:以两手四指并拢,紧贴前额正中,拇指分别紧贴于后,沿两眉毛适当用力向外推至鬓发处,反复推 10 ~ 15 次。

按压支沟:刺激较强,用力不要过重,以有轻微酸胀感为度。每次 5 ~ 15 分钟。

按压曲池：以拇指指腹按压在曲池穴上，食指顶夹住肘横纹下方。拇指行顺时针揉按，由轻到重，反复几次，一般经 5 分钟后，症状可缓解。

3. 拔罐 取穴内关、气海、血海、三阴交、极泉、尺泽、足三里、委中、合谷、丰隆。先闪罐，再留罐，在内关、足三里闪罐 15 次至皮肤发红，再留罐于诸穴 10 分钟，隔日拔罐 1 次，15 次为 1 个疗程。适用于风痰阻络型、气血瘀阻型中风。

4. 刮痧 取穴内关、水沟、三阴交、极泉、尺泽、委中、风池、太溪、太冲。面刮法刮拭诸穴，水沟、极泉、太冲使用点按法。每日 1 次，10 次为 1 个疗程。每次刮至皮肤发红即可，避免有破损。适用于肝阳暴亢型、阴虚风动型中风。

5. 贴敷

星姜膏：天南星适量，生姜汁酌量。天南星研细末，生姜汁调膏，摊纸上敷贴，分别贴合谷、内庭、太阳穴，左瘫贴右侧，右瘫贴左侧，每日 1 次，1 个月为 1 个疗程，一般需作 3 个疗程左右。可化痰、祛风、解痉。用于突然中风致口斜、半身不遂，伴头昏眼花、呕吐痰涎。

面瘫方：马钱子 50g，芫花 20g，明雄黄 2g，川乌 3g，胆南星 5g，白胡椒 2g，白附子 3g。先将马钱子放砂锅内，加水与绿豆一撮，放火上煎熬，待豆熟，将马钱子捞出，剥去皮毛，打成碎块。然后，在铁锅内放砂，炒热，入马钱子碎块于砂内，用木棒不停地搅拌，马钱子发出嘣嘣的声响，至声音停止，马钱子呈黄褐色时（不可炒黑，黑则无效），取出即可。用时与诸药共研为末，过筛，取药末 10～15g，撒布于胶布中间（如法共制 2 块），贴于神阙、牵正穴位。2 日换药 1 次，一般 5～10 天见效。适用于中风、口眼歪斜。

6. 中药熏洗

加味补阳还五汤：黄芪 60g，赤芍 10g，当归 10g，地龙 10g，川芎 10g，桃仁 10g，丹参 20g，僵蚕 10g，蜈蚣 3 条，葛根 10g，桑枝 10g，片姜黄 10g。将以上药放入砂锅中，加水 600～700mL，煎煮 15～25 分钟，取液倒入盆内，用消毒毛巾蘸取上药液趁热擦洗患部，反复擦洗，药液冷时则加热继续使用，每日擦洗 1～2 次。

三白防风加味方：白芷 9g，白附子 6g，白菊花 9g，防风 9g，僵蚕 10g，细辛 3g，天麻 6g，川芎 9g，橘络 6g，薄荷 3g，荆芥 6g。制用方法同上。

透骨散：透骨草 30g，伸筋草 30g，桑枝 15g，赤芍 10g，牡丹皮 10g，刘寄奴 15g，艾叶 10g。将以上方药加水 2000mL，煎煮 20 分钟。滤取药液倒入盆中，将患肢放在盆上以热气熏蒸，待温度低后再洗患肢，每日 2 次，7 日为

1 个疗程。

加味黄芪红花方：黄芪 20g，红花 10g，桃仁 10g，蔓荆子 10g，马钱子 10g。水煎取液，擦浴患肢。

7. 耳针　取穴脑、皮质下、肾、心、肾上腺、肝、神门、内分泌、交感，或取神门、胃透膈、肝为主穴，针一侧耳穴，双耳交替。毫针常规操作。每日治疗 1 次，留针 1 小时，5 次为 1 个疗程。

十四、风湿

风湿病是一组侵犯关节、骨骼、肌肉及关节周围软组织的疾病，多为自身免疫性疾病。病变累及全身结缔组织，呈急、慢性结缔组织炎症，主要为胶原纤维的变性和坏死。其主要表现为乏力、晨僵、发热、皮疹、皮下结节、消瘦、疼痛及骨与关节病变等。大多数风湿病有全身性表现，并可出现多个器官损害，常累及心脏和关节。风湿病包含弥漫性结缔组织病、系统性血管炎、脊柱关节病、骨关节炎等，以累及骨、关节等结缔组织为主。具有发病缓、病程长、有遗传倾向的特点。男女发病率大致相当，可见于任何年龄。

风湿病病因复杂，内因多为素体不足，正气偏虚，腠理不密，卫外不固；外因为风、寒、湿、热邪侵袭。风湿病病机可概括为素体虚弱，邪气乘虚侵入人体，流注经络关节，进而导致经络闭阻，气血不通而发病。

1. 推拿按摩　可用推、理、揉、㨰等手法，放松患部肌肉，继而使用点、按、捏、拿手法以活络止痛，最后用摇、㨰、揉等手法。每次治疗 20 分钟左右，每周 3 ～ 4 次。

2. 拔罐

药罐法：透骨草、防风、川乌、草乌、荆芥、独活、羌活、寄生、艾叶、红花、牛膝、桂枝、川椒各 100g，煮沸 10 ～ 15 分钟取汁。取疼痛所处的经络穴位、阿是穴。用直径 4 ～ 10cm 的竹管，经药汁煮沸 3 分钟后，在所选择的治疗部位拔罐。病情较重者，可用密排法。留罐 15 ～ 20 分钟，每日或隔日 1 次。

针罐法：主穴取大椎，游走性疼痛在上肢者配肩贞、肩髎、肩髃；在躯干者配命门、肾俞；在下肢者配委中、承山。大椎穴只拔罐，不针刺。配穴针刺得气后用闪火法，将针扣留在火罐内，留针、罐 15 ～ 20 分钟。每周 3 次，10 次为 1 个疗程。

火罐法：腰下部位及上肢部关节炎取大椎、身柱、风门、心俞、膈俞，腰下部及下肢部关节炎取脾俞、三焦俞、大肠俞。先取大小适宜之火罐于主穴处拔 4 ～ 6 罐，然后依据患病部位的不同而选用穴位，每部位拔 4 ～ 8 罐不等。留罐时间为 15 ～ 20 分钟。每日或隔日 1 次，两周为 1 个疗程，疗程间休息 5 ～ 6 日。

刺络拔罐法：取病变关节附近穴位，常规消毒后，用皮肤针叩刺，然后进行拔罐，使拔后皮肉发生红晕或出少量血液。留罐 10 ～ 15 分钟。2 ～ 4 日施术 1 次，5 次为 1 个疗程。适用于急性风湿性关节炎。

3. 中药熏洗 生川乌、生草乌、威灵仙、鸡血藤、青风藤、木瓜、老鹳草、伸筋草各 30g，水煎趁热熏洗患处，冷却后则加热再熏再洗，每次熏洗 30 分钟，每日 1 次，每剂可连用 3 日。

4. 饮食调养 根据病情选择高蛋白、高热量、易消化食物，少食刺激性食物及生冷、油腻之品。饮食全面，营养均衡，不偏食。注意饮食宜忌，如干燥综合征宜吃梨和百合，雨季宜吃化湿的食品，不宜多吃高脂肪类、海产类、过酸、过咸类食物。风湿病患者病情好转后，可选择水果、蔬菜等清淡食物。多喝鲜果汁，补充水分和营养。在日常生活中可增加营养，如维生素 C、辅酶 Q10 等。

5. 起居调养 房屋最好向阳、通风、干燥，保持室内空气新鲜；及时增减衣物，适应环境；床铺要平整，被褥轻暖干燥，经常洗晒，强直性脊柱炎患者最好睡木板床，床铺不能安放在风口处，防止受凉。

6. 运动调养 风湿病急性期或急性发作期，有明显的红、肿、热、痛者，要注意卧床休息。恢复期宜进行功能锻炼，避免出现关节僵直挛缩，防止肌肉萎缩，维持关节功能，选择五禽戏、八段锦等传统功法。

十五、抑郁

抑郁是指持续出现情绪低落，愁眉苦闷，寡言少语，唉声叹气，善悲易哭，缺乏兴趣，甚至意志消沉，悲观绝望，自罪自责，有自杀倾向等表现的情绪反应。抑郁常伴有焦虑情绪，思维迟缓，兴趣索然，自我感觉不良，自我评价低，能力降低及消极观念等。

抑郁症根据其临床表现，可归于中医"郁证"范畴。抑郁症的发生主要为肝气郁滞、脾失健运、心失所养、肾气亏虚，与肝、心、脾及肾有密切关系。如思虑过度、暗耗心血，或情志不遂、肝气郁结，或脾虚不运、生化无源、血不养心等，均可导致抑郁。如在肝者，有肝气郁滞、肝胆郁热、气滞血瘀之分；在心者，有心神失养、心阴亏虚之异；两脏合病者更为常见，如心脾两虚、肝郁脾虚、肝肾阴虚、脾肾阳虚等。应根据临床表现，辨明脏腑病变部位及其受病脏腑侧重的不同。

1. 针灸

（1）针刺

主穴：百会，水沟，神门，内关，太冲。

配穴：肝气郁结加膻中、期门；气郁化火加行间、侠溪；痰气郁结加丰隆、阴陵泉、天突；心脾两虚加心俞、脾俞、足三里；肝肾亏虚加肝俞、肾俞、太溪。

脑为元神之府，督脉入络脑，百会、水沟可醒脑调神、清利头目；神门为心之原穴，内关为心包经络穴，二穴相配可调心安神；内关又可宽胸理气；太冲疏肝解郁。

（2）皮内针：取双侧心俞和肝俞，使用麦粒型皮内针消毒后，由外侧向脊柱方向沿皮下横向平刺，留置 2 日后取出。每周 2 次，每次治疗间隔时间大于 48 小时，共治疗 12 周。

（3）艾灸

艾条温和灸：悬灸内关、期门，每次 10 ～ 20 分钟，每日 1 次，5 ～ 7 日为 1 个疗程，疗程间隔 2 日。

艾炷直接灸：选阳陵泉、章门、期门、三阴交、支沟穴，按照先上后下的顺序，点燃艾炷置于其上，每穴每次 3 ～ 5 壮；每周 2 次，15 ～ 20 日为 1 个疗程。

2. 推拿按摩

头面及颈肩部按摩：指按、指揉印堂、攒竹、睛明、鱼腰、太阳、神庭、角孙、百会，每穴 1 分钟；结合抹前额 3 ～ 5 遍；从前额发际处拿至风池穴处做五指拿法反复 3 ～ 5 遍；行双手扫散法，约 1 分钟；指尖击前额部至头顶，反复 3 ～ 6 遍。

腰背部按摩：用擦法在患者背部、腰部操作，重点治疗心俞、肝俞、脾俞、胃俞、肾俞、命门等部位，时间约 5 分钟；自下而上捏脊，3 ～ 4 遍；自上而下掌推背部督脉，3 ～ 4 遍。

辨证加减：肝气郁结型，加膻中、期门、中脘、太冲、三阴交；气郁化火型，加神阙；气滞血瘀型，加大椎；痰气郁结型，加膻中、丰隆、公孙、行间；心神惑乱型，加百会、神庭、印堂、涌泉；心脾两虚型，加头维、印堂、中脘、印堂、神阙、三阴交；心阴亏虚型，加印堂、安眠、太溪、涌泉；肝阴亏虚型，加劳宫、太溪、太冲、三阴交、涌泉。

3. 拔罐

主穴：百会、印堂、合谷、内关、心俞、肝俞、三阴交、足三里、期门、气海、血海、中脘。

配穴：脏躁加劳宫、神门、曲池；气郁噫气加太冲；奔豚气加膻中；咽喉异物感加天突、膻中、照海；肠鸣腹胀加天枢。

辨证配穴：肝气郁结，加太冲、风池；心脾两虚加脾俞、间使、太阳。

4. 膏方

肝气郁结者：柴胡 100g，香附 200g，川芎 200g，枳壳 100g，白芍 150g，甘草 150g，郁金 100g，青皮 150g，栀子 100g，白术 100g，苍术 100g，山药 100g，茯苓 200g。嗳气频频、胸脘痞满者，加旋覆花 100g，代赭石 200g，陈皮 100g。上药加水煎煮 3 次，滤汁去渣，合并滤液，加热浓缩为清膏，再加蜂蜜 300g 收膏即成。每次 15～20g，每日 2 次，开水调服。

心神失养者：茯苓 300g，酸枣仁 200g，柏子仁 200g，甘草 200g，浮小麦 200g，大枣 100g，合欢花 200g，首乌藤 200g，山药 200g，珍珠母 200g，知母 200g，莲子心 100g，玄参 100g，远志 100g。心悸胸闷、舌质暗红、脉弦涩者，加当归 200g，川芎 100g，丹参 100g，红花 100g。制作和服用方法同上。

心肾不交者：熟地黄 300g，山药 200g，山茱萸 200g，牡丹皮 100g，泽泻 100g，茯苓 200g，柴胡 100g，栀子 100g，珍珠母 200g，磁石 200g，牡蛎 200g，肉桂 100g，黄柏 100g。腰酸遗精乏力者，加龟甲 200g，知母 100g。制作和服用方法同上。

脾失健运者：党参 200g，白术 200g，茯苓 300g，甘草 200g，当归 200g，黄芪 200g，酸枣仁 200g，远志 100g，龙眼肉 100g，木香 100g，郁金 100g，合欢花 200g。月经不调者，加女贞子 100g，墨旱莲 100g，益母草 200g，香附 100g。制作和服用方法同上。

气滞痰郁者：半夏 200g，茯苓 300g，厚朴 200g，紫苏子 100g，生姜 100g，香附 100g，枳壳 100g，佛手 100g，旋覆花 100g，代赭石 200g，青皮 100g，山药 200g。兼见恶心口苦、苔黄而腻者，加黄芩 100g，川贝母 200g，瓜蒌 200g。制作和服用方法同上。

5. 耳穴压丸　取穴肝、脾、心、三焦、交感、枕、神门、皮质下、内分泌、神经衰弱点。肝郁喜太息者加大肠；易怒者加耳尖；记忆衰退者加脑干；气郁痰滞伴强迫思维者加三焦、肾上腺；纳呆体重下降者加口、食管；恐惧者加肾上腺；气滞血瘀伴疼痛者加耳中；中焦胀满者加十二指肠；气血两虚伴神疲者加胰；肢冷恶寒者加相应四肢穴位。将王不留行籽贴敷在选用的耳穴上，稍用力按压片刻以加强刺激。嘱患者每日按压 4 ~ 5 次，每次 3 ~ 4 分钟，每 3 ~ 4 日更换 1 次，3 次（10 日）为 1 个疗程，治疗 3 个疗程。肝、脾、心、三焦可调理脏腑、疏肝解郁、调理气血，交感、枕神门、皮质下、内分泌、神经衰弱点可调神理气、镇静安神。诸穴合用，治疗抑郁症可获良效。

6. 情志调摄　调摄情志可改善调节郁证。多喜、少悲、忌忧、慎思、制怒、除恐。

十六、老年痴呆症

老年痴呆症是指大脑皮质萎缩，使大脑失去记忆等一系列症状。初起表现忘性大，通称"健忘"，行动迟缓，表情逐渐变得淡漠，讲话变少，最后甚至完全不认识亲人等。在古代医籍中本病归属于"痴证""癫证"等范畴。本病病位在脑，与心、肝、脾、肾的功能失调密切相关。轻者表现为神情淡、寡言少语、善忘、迟钝等，重者表现为终日不语，或闭门独处，或口中喃喃，或言词颠倒，或哭笑无常、不知饥饿等。

中医学认为，本病的基本病机为髓减脑消，神机失用。脑为元神之府，由脑髓滋养，脑髓充足，才能神气清灵；髓海不足，则神呆气钝，失却清灵。年老之人，肾气渐衰，阴精渐亏，精亏于下，不能上充于脑；脾气亏虚，易致痰阻脑络；七情失调，可使脑络发生瘀滞。根据寒热虚实的不同，可分为髓海不足、肝肾亏虚、脾肾两虚、心肝火盛、痰浊阻窍、瘀血内阻六种证型，根据不同的证型，采取对应的治法。本病防治重在早期预防，老年人平素应建立科学合理的生活方式，积极保持良好的心态，加强体育锻炼，多动脑，勤动手，如发现早期症状应尽早治疗。

1. 针灸

（1）针刺

毫针针刺：取穴百会、风池、天柱、大椎、颈夹脊、胸 1 ~ 3 夹脊。常规针刺，留针 25 分钟，每日 1 次，10 次为 1 个疗程，休息 3 日再进行第 2 个疗程。毫针针刺的同时可加灸风池、颈夹、大椎，以提高疗效。

腹针：取穴中脘、下脘、阴都、商曲、神阙、气海、关元。常规直刺达到腹肌中部，神阙穴不针刺，只加艾灸，一般用艾灸盒代替手工，留针 35 分钟，每日 1 次，10 次为 1 个疗程，休息 3 日，再进行 2 个疗程。

火针＋针刀＋刮痧＋拔罐：取风池、天柱、$C_{4~5}$、$C_{5~6}$、$C_7 \sim T_1$。在针

刺疗法 7 ~ 10 次之后，进行火针。用酒精灯将细火针烧至通红或发白，快速点刺上述穴位，深度为 0.5 ~ 1.5cm，每穴 2 下。每点一下火针，用干棉签按揉一下针孔，以减轻疼痛。共 20 下，休息 5 分钟；用小号针刀，选在压痛最明显的穴位上（风池、天柱、$C_{3~4}$），按针刀四步规程进行，4 ~ 6 穴，每做一穴须休息 2 ~ 3 分钟；小针刀的程序完成后，进行刮痧疗法，从风池、风府开始，沿颈部后面和两侧至肩部，再至至阳、膈关，反复刮，由轻到重刮出痧象来，若痧象严重，休息 5 分钟，选几个痧象严重的位置，加拔血罐，拔罐前用三棱针点刺三下，再拔罐，留罐 10 分钟。火针＋针刀＋刮痧＋拔罐法，可每周 1 次，3 次为 1 个疗程，合于毫针与腹针治疗之中。

（2）艾灸：取穴百会、四神聪、神阙。大艾条点燃，对准百会穴，距穴 3 ~ 4cm 温和灸 35 分钟，每日 1 次，连续 10 日，休息一周再接着灸。头顶正中、两耳尖连线中点为百会穴，百会穴前后左右各 1 寸为四神聪，一般大艾条灸百会时，实为五穴同时灸。前人把百会周边四穴命名为四神聪，有很明显的医疗作用，顾名思义，刺激该穴，可治"糊涂"，使人"聪明"。可用自制或市售艾灸盒固定在百会穴上以代替手工拿捏。可用灸百会的方法灸神阙，即肚脐眼。每日 1 次，每次 35 分钟，每月不少于 21 次。常灸神阙、百会，以达到预防老年痴呆症的目的。

2. 推拿按摩

百会穴：用食指指腹反复按压轻揉百会穴，每次 5 ~ 10 分钟，长期坚持可以有效防止老年痴呆症。

足三里穴：用拇指或者中指指腹轻揉足三里，大概 30 ~ 50 次，力度一定要适中，可以刺激神经组织，缓解老年痴呆症的症状。

涌泉穴：用手指按照顺时针的方向按摩该穴位 3 ~ 5 分钟，然后再逆时针按摩 3 ~ 5 分钟，直到穴位发热为止。按摩此穴位可促进血液流动，尤其是使心脑血液供应充足，可以有效缓解老年痴呆症的症状。

3. 拔罐、刮痧 可取哑门、大椎、肾俞、鸠尾、手三里、劳宫、足三里、三阴交、涌泉、太冲拔罐、刮痧。

4. 膏方

髓海不足型：紫河车 1 具，人参 100g，熟地黄 300g，杜仲 150g，怀牛膝 150g，天冬 150g，远志 100g，当归 150g，黄柏 60g，石菖蒲 150g，龟甲胶 200g，阿胶 100g。上药除龟甲胶、阿胶、紫河车外，余药加水煎煮 3 次，滤汁去渣，合并滤液，加热浓缩为清膏，再将龟甲胶、阿胶加适量黄酒浸泡后隔水炖烊，冲入清膏和匀，紫河车须烘干、研细末，再加入膏中调和，最后加蜂蜜

300g 收膏即成。每次 15 ～ 30g，每日 2 次，开水调服。

肝肾亏虚型：龟甲胶 200g，鹿角胶 150g，枸杞子 150g，紫河车 1 具，熟地黄 300g，龙骨 500g，远志 100g，石菖蒲 100g。上药中紫河车须烘干、研细末，龟甲胶和鹿角胶用水蒸烊化备用，余药加水煎煮 3 次，合并滤液，加热浓缩为清膏，加入紫河车细末和烊化的龟甲胶、鹿角胶调匀，最后加蜂蜜 300g收膏即成。每次 15 ～ 30g，每日 2 次，开水调服。

脾肾两虚型：熟地黄 300g，茯苓 300g，山茱萸 150g，巴戟天 150g，肉苁蓉 150g，杜仲 150g，石菖蒲 150g，远志 100g，五味子 100g，大枣 150g，砂仁 30g，木香 30g，龟甲胶 200g。上药除龟甲胶外，余药加水煎煮 3 次，滤汁去渣，合并滤液，加热浓缩为清膏，再将龟甲胶加适量黄酒浸泡后隔水炖烊，冲入清膏和匀，最后加蜂蜜 300g 收膏即成。每次 15 ～ 30g，每日 2 次，开水调服。

心肝火盛型：黄连 50g，黄芩 150g，黄柏 100g，山栀 100g，生地黄 200g，柴胡 100g，酸枣仁 300g，合欢皮 150g，石菖蒲 150g，龙胆草 50g。上药加水煎煮 3 次，滤汁去渣，合并滤液，加热浓缩为清膏，再加蜂蜜 300g 收膏即成。每次 15 ～ 30g，每日 2 次，开水调服。

痰浊阻窍型：苍术 150g，白术 150g，茯神 200g，半夏 150g，陈皮 90g，生甘草 60g，神曲 150g，石菖蒲 300g，生酸枣仁 300g，远志 100g，首乌藤（夜交藤）300g，桔梗 30g，川牛膝 150g。上药加水煎煮 3 次，滤汁去渣，合并滤液，加热浓缩为清膏，再加蜂蜜 300g 收膏即成。每次 15 ～ 30g，每日 2次，开水调服。

瘀血内阻型：桃仁 150g，红花 100g，川芎 150g，当归 150g，葛根 200g，生地黄 200g，枳壳 150g，黄芪 200g，人参 50g。上药加水煎煮 3 次，滤汁去渣，合并滤液，加热浓缩为清膏，再加蜂蜜 300g 收膏即成。每次 15 ～ 30g，每日 2 次，开水调服。

5. 耳穴压丸 取心、肝、肾、脑、内分泌、神门等穴，用王不留行籽压耳穴，上穴交替使用，1 个月为 1 个疗程。

6. 饮食调养 饮食要清淡，品种多样化。保证蛋白质的供应，多食富含维生素、纤维素的食品，多吃富含卵磷脂的食物，如牛奶、鸡蛋、鱼、肉、动物肝脏、豆类、芝麻、山药、蘑菇、花生及新鲜蔬果等，可为大脑提供有益的营养，延缓脑力衰退。

避免摄取过多的盐分及动物性脂肪。节制饮食，不可过饱，以免引起脑动脉硬化，出现大脑早衰、智力减退等现象。戒烟酒。

第三节　病后调摄

疾病初愈时，基本证候已解除，但正气尚未复元或尚有余邪留恋，人体的精神状态和体能尚未完全康复如常人，正处于恢复期的阶段，还需要通过适当的调养和机体的自调和、自康复才能完全康复痊愈。瘥后防复，即病后初愈，体弱易复，愈而或复，也是"未病"之病。这是因病后正气的恢复是一个渐进的过程，要由初愈达到病前的正常水平，需要有一个时间段，在这个阶段的时差内，初愈者虽然处在病前的正常生活、环境下，但因其适应力较正常水平差，容易导致疾病重新发作，这就是中医常说的"病复"，最早在《素问·热论》中就提到"病热少愈，食肉则复"。

处于病后的患者，具有以下基本的特点：一是阴阳未和。即机体阴阳气血营卫虽已基本平复或接近平衡，但极不稳定。在日常生活中，稍有劳累即心悸、气促，是阴不涵阳；或动辄汗出，多属阳不固阴；或夜寐不安，则为阴阳失交；或乍寒乍热，是营卫失和。二是正虚邪恋。由于病时饮食锐减而消耗增多，病中与后又需对机体损害进行修复，因而正气必然不足。另一方面，正气亏虚，则脏腑气化功能减退，源于体内代谢的各种内生之邪势将留恋不解。这种正虚邪恋的病理状态若失于调治，可延续一个相当长的时期。如伤寒病后胃虚喜唾，即是胃阳未复、水津不化所致。而且，余邪若不廓清，甚至有转为劳损者。三是体用失谐。一般系指脏腑、躯体虽无形质损害，但其功能活动尚未达到正常水平，甚至废而勿用。如长期疾病折磨后，经治疗形体虽无异常，但精神仍萎弱不振、意志消沉；某些形体伤残者，其伤残治愈后，功能恢复尚需锻炼较长一段时间等。

处于瘥后阶段的患者，如果不注意预防调护，或未继续给予巩固性治疗，在多种诱发因素的影响下，就会导致旧病复发，甚至留有后遗症，而使机体再一次出现病理性的损害。复发时其基本证候可类似于原先初病之时，但却不是原有病理过程的简单重复，常较初病有所加甚，病证也更为错综复杂，治疗难度增加。病程比初病时延长，预后和转归更差，故病后调摄是十分重要的。

病后调摄是减少和防止复发的重要前提。一般而言，促使复发的基本因素有三：一是正虚未复，二是余邪未尽除、尽退，三是诱因引发。三者交错作用而使旧病复发。所以病后调摄的基本原则，主要是针对上述3个方面的因素而制订。

一是调理正气。病后调摄的多数措施都是围绕着调养正气来进行的，调理正气，应采取综合调治的方法，如精神调养、饮食和药物调理、针灸、气功等。精神调养，主要是要患者保持乐观欢愉的精神状态，使其气血营卫畅达无滞，滋养神气，则五脏阴阳气血安和。饮食和药物调理，主要围绕培补五脏之气为主。尤以脾肾两脏为调理的中心环节，因脾为后天之本、气血生化之源。肾为先天之本，具有滋养五脏六腑之气的功能。脾肾功能强健，则体内精气充盈，五脏得养。某些疾病的病后调理，如中风瘥后偏瘫，应以针灸、药物等手段帮助其康复。总之，综合调理的措施以气血流通为贵，而且须坚持不懈，缓缓图之，使机体逐步恢复其有序的平衡状态。

二是廓清余邪。疾病初愈，病邪已去大半，犹未尽祛，正因为尚有余邪未尽除，才为疾病的复发提供了必要的条件。因此，临证当注意廓清余邪，以免瘥后复发。

三是慎防诱因。导致疾病复发的一个重要因素是诱因引动，如新感病邪、过于劳累、饮食不慎、用药不当、精神因素等，均可助邪而伤正，使正气更虚，余邪复燃，从而引起旧病复发。所以在病后调摄中除须注意祛邪务尽、扶助正气外，还应避免各种诱发因素。

因此，运用中医适宜技术进行病后调摄，一般从阴阳、气血、脏腑等方面入手，促进机体正气的恢复，帮助患者恢复机体功能、提高生存质量；还要注意彻底廓清余邪，防止疾病复发，防治疾病可能带来的后遗症；同时慎防诱因，规避外邪。

一、冠心病

冠心病的康复是指综合采用主动积极的身体、心理、行为和社会活动的训练，缓解症状，改善心血管功能，从而提高生活质量，是临床治疗的基本组成部分。同时也包括积极干预冠心病危险因素，阻止或延缓疾病的发展过程，减少再次发作的危险。综合、系统、有效的冠心病康复治疗能够减轻或消除患者的临床症状，改善心血管功能，降低致残率、病死率和再次发作的危险，阻止或延缓疾病的发展过程。还能提高患者的全身运动耐力，改变不良生活方式，消除心理障碍，从而提高其生存质量。如没有康复治疗的干预，心绞痛患者，尤其是不稳定型心绞痛患者，容易发生急性心肌梗死或猝死。

1. 针灸

主穴：心俞、内关、厥阴俞、膻中、鸠尾。

配穴：寒凝加通里、郄门、巨阙；痰湿加丰隆、足三里；血瘀加神门；

阴虚加脾俞、三阴交；气滞加间使、肝俞；阳脱加百会、关元、气海、神阙（灸）。针刺得气泻法，留针 30 分钟，隔日 1 次，10 ～ 15 次为 1 个疗程。

气滞血瘀选膻中、巨阙、心俞、膈俞、阴郄、血海、气海等。痰浊壅塞选巨阙、郄门、丰隆、膻中、太渊、肺俞、尺泽等。阳气虚衰选心俞、厥阴俞、内关、通里、肾俞等。心肾阴虚选阴郄、神门、太溪、膻中、心俞、三阴交等。根据患者病情，可随证加减配穴。上述穴位也可施以灸法治疗。

2. 推拿按摩　点按内关穴，每次 3 分钟，间隔 1 分钟，能够起到迅速止痛或调整心律的效果。

选膻中、肺俞、心俞、膈俞、神门、通里、肾俞、厥阴俞等穴，用拇指按揉，手法宜由轻到重，以患者略感酸胀为度，按揉速度要均匀。每穴按摩 2 分钟左右。每次共 15 分钟，每日 1 次，15 次为 1 个疗程。

3. 耳穴

耳针：主穴为心、小肠、神门、额上、心脏点、交感，辅穴为皮质下、内分泌、肺、降压沟、直肠下段、肛门等。用毫针法，每次选 3 ～ 4 个穴，留针 1 小时，隔日 1 次，2 周为 1 个疗程。

耳穴压丸：主穴取心、小肠、交感、内分泌、皮质下、肾、神门。配穴为胸、缘中。一般取主穴，必要时酌加配穴，每次取 3 ～ 5 穴，以王不留行籽贴敷。隔日 1 次，15 次为 1 个疗程，疗程间隔 2 ～ 3 日。

4. 饮食调养　热量平衡，即每日摄入的热量要与消耗的热量平衡，对每日总热量的限制以维持控制理想体重为原则。肥胖患者应控制碳水化合物（如糖、淀粉）的摄入，以控制总热量的摄入。合理选择富含营养的食物，如谷类、豆类、蔬菜、瘦肉。饮食应适量，避免暴饮暴食，忌肥甘厚味。并保持大便通畅，防止便秘。食物质地软硬适当，急性发作期患者应进食流质、半流质。

5. 情志调摄　医护人员和患者家属应了解患者的心理状态，及时进行劝导，关心患者，帮助患者解除思想压力，正确认识疾病，调节情绪，使之振奋精神，焕发生命活力，使患者建立治疗的信心，有安全感，逐渐消除紧张焦虑的情绪。并应向患者宣教康复治疗和全面调养的重要意义，变被动依赖为树立信心、积极主动和科学锻炼，以促进其积极进行康复治疗。

6. 起居调养　应保持患者居住环境安静，室内空气清新，温度适宜，避免噪音干扰。注意保持良好的、有规律的生活习惯，保证充足的睡眠，午间适当休息，早上或午睡起床时动作宜慢，不要过快起床活动。天气变化时及时加减衣物。保持良好的个人卫生，卧床患者避免压疮等并发症。还应避免做与屏气有关的动作，如搬运重物、用力排大便等。

7. 运动调养　适用于冠心病患者的训练是低至中等强度的有氧运动，如步行、慢跑、游泳等运动项目。中国传统功法，如太极拳、八段锦、气功等对于冠心病患者也是理想的运动方式。根据患者的自身症状、心肺功能情况，确定适当的运动强度。一般采用运动中的心率作为评定运动强度大小的指标。运动持续时间应根据个人的耐受能力，通常每次运动的时间可自10分钟开始，逐步延长至30～40分钟，运动前进行准备运动。

二、中风

中风一般分为先兆期、卒中期、恢复期和后遗症期。本病在恢复期和后遗症期的常见症状有口眼歪斜、四肢抽搐、项背强直、手足软弱无力、筋脉弛缓不收、肌肉萎缩、偏瘫、语言不利等。如不进行调摄，中风极易复发，且复发时病情必然加重，还可能会留有后遗症。

1. 针灸

调理髓海：髓海是元神所居、病邪所害之处，故针灸治疗以醒脑开窍、交通阴阳为总则。可取百会、风府、哑门、大椎、风池、脑空，或配手足六阳经及背俞穴。

顾护中焦：中焦气机失调，气血逆乱，是造成本病的重要原因，应恢复中焦生理功能，使其运化正常，枢机平衡，气机得以斡旋。可采用俞募配伍以调畅中焦气机，恢复脏腑阴阳气血功能，使脑髓得养，同时结合兼见症状加减穴位。

调整经筋：中风后遗症的常见症状如半身不遂、手足不遂等都表现为经筋失用，因此，本病与经筋关系密切。一方面，经脉阻滞可导致相应经筋失养失用；另一方面，经筋失养失用又可继发相关部位其他经脉的异常，进一步加重已有症状，甚至产生新的症状。治疗本病时，应经筋、经脉同治，根据经筋的循行、所结、所聚、所散，采用经筋刺法，恢复经筋的正常功能。

半身不遂者治以疏通经脉、调和气血，以大肠、胃经穴位为主，以膀胱、胆经穴位为辅，常取穴位有肩髃、曲池、合谷、外关、内关、环跳、阳陵泉、足三里、三阴交、解溪、昆仑等，多采用补法或平补平泻法。

言语不利者治以祛风化痰、通窍活络，常取穴位有内关、通里、廉泉、三阴交、哑门、风府、金津、玉液等。

2. 推拿按摩　常用手法有推、按、捻、搓、拿、擦等，以患侧颜面部、背部、肢体为重点。取穴大椎、风池、肩井、膈俞、肾俞、命门、大肠俞、居髎、环跳、委中、承山、肩髃、肩贞、肩内陵、曲池、手三里、阳池、合谷、脾关、伏兔、梁丘、阴陵泉、足三里、太溪、太冲等。

　　患者取俯卧位，医者施㨰法于大椎及患侧背腰部 5～8 分钟，在㨰腰骶部的同时配合腰后伸被动运动，接着㨰臂部及下肢后侧至跟腱 3 分钟，在㨰臂部的同时配合髋外展被动运动。此后，按揉大椎、膈俞、肾俞、命门、大肠俞、环跳、委中、承山诸穴，以酸胀为度。㨰腰骶部以热为度。

　　患者取侧卧位，医者施㨰法于居髎、风市、阳陵泉部 3 分钟，按揉肩内陵穴，以酸为度，按曲池、委中、合谷穴，以酸胀为度。

　　3. 刮痧　可刮拭头部疼痛部位，以及百会穴、风府穴、风池穴；刮拭腰背部大椎穴、腰阳关、夹脊穴。手法宜轻柔，禁用泻法进行刮拭。

　　4. 膏方

　　气虚血瘀型：炙黄芪 300g，党参 200g，红花 100g，川芎 100g，桃仁 150g，当归 100g，赤芍 150g，地龙 150g，丹参 300g，郁金 150g，续断 150g，川牛膝 150g，怀牛膝 150g，茯苓 150g，白术 100g，天麻 100g，刺五加 100g，三七 100g，陈皮 60g，神曲 100g，甘草 60g，阿胶 300g。上药除阿胶外，其余药物加水煎煮 3 次，滤汁去渣，合并滤液，加热浓缩为清膏，再将阿胶加适量黄酒浸泡后隔水炖烊，冲入清膏和匀，最后加蜂蜜 300g 收膏即成。每次 15～20g，每日 2 次，开水调服。

　　阴虚风动型：生地黄 150g，熟地黄 150g，白芍 300g，玄参 100g，天冬 100g，麦冬 100g，生龙骨 300g，生牡蛎 300g，代赭石 200g，磁石 300g，天麻 150g，钩藤 150g，白菊花 150g，当归 100g，鸡血藤 150g，石菖蒲 150g，地龙 150g，神曲 100g，陈皮 30g，谷芽 100g，龟甲胶 100g，鳖甲胶 100g，阿胶 100g。上药除龟甲胶、鳖甲胶、阿胶外，其余药物加水煎煮 3 次，滤汁去渣，合并滤液，加热浓缩为清膏，再将龟甲胶、鳖甲胶、阿胶加适量黄酒浸泡后隔水炖烊，冲入清膏和匀，最后加蜂蜜 300g 收膏即成。每次 15～20g，每日 2 次，开水调服。

　　5. 贴敷　取黄芪、羌活、威灵仙各 90g，乳香、没药各 40g，肉桂 10g。上药共研细末，和匀装瓶备用。每次取 6g，用醋或黄酒调成糊状，于每晚睡前，先洗净脐窝，再将药糊敷入脐中，用风湿膏固定，亦可用热水袋热敷（勿过烫）。次夜如法换药，1 周后改隔日换药 1 次。皮肤敏感者慎用。

　　6. 日常调摄　中风患者痊愈后应注意控制高血压，戒烟戒酒，劳逸结合。饮食以清淡、营养、易消化为宜，选择富含纤维素、维生素的蔬菜和水果，水分摄入要足量，忌浓茶、酒类、咖啡和辛辣刺激性食物。

因瘫痪肢体的运动和感觉障碍，局部血管、神经营养差，若压迫时间较长，容易发生褥疮。故应注意变换体位，通常每2小时翻1次身，在翻身时应适当叩击背部，鼓励咳痰，以防坠积性肺炎。对被压红的部位轻轻按摩，也可用红花酒精按摩，以改善局部血液的循环。及时检查皮肤、衣服、床铺是否干燥和平整。保持好个人卫生，可以擦浴，但应注意保暖，防止受凉。应用热水袋或洗浴时水温要适当，防止皮肤烫伤。

养成排便习惯，防止大便秘结。在早饭前给1杯热饮料（根据习惯可采用热开水、茶水、牛奶或咖啡等），可促使肠蠕动增加而刺激直肠的排便反射。为了促进排便，还可按摩腹部。

鼓励和辅导患者进行功能锻炼。

三、肿瘤

随着现代医疗技术的发展，恶性肿瘤的治疗手段日益增多，治愈率有了很大的提高。作为治疗恶性肿瘤的主要手段，无论是内科治疗、放疗，还是外科手术的治疗，都对患者身心有一定程度的创伤。而且，在临床治疗中，很难改变癌症发生的内外环境。因此，在治疗癌症的同时，对患者进行康复治疗也越来越重要。中医肿瘤康复治疗是以中医理论为基础，通过各种治疗手段，使肿瘤患者最大限度地恢复健康，以提高患者生存质量为目的。

中医肿瘤康复治疗临床应用广泛，包括对各种中、晚期恶性肿瘤患者的治疗，尤其对肺癌、肝癌、大肠癌及妇科肿瘤等具有良好的疗效；与手术、放疗、化疗进行配合治疗；术后及放疗、化疗后的康复治疗；防止复发、转移的巩固治疗。

中医肿瘤康复治疗的原则为重视标本缓急，强调损其有余、补其不足，调整阴阳，以平为期。

1. 针灸

减轻放化疗不良反应：①消化道反应：取足三里、上巨虚、阳陵泉、肝俞、胆俞、脾俞、胃俞等穴位，可调节经气运行，缓解消化道不良反应；②骨髓抑制：取三阴交、太溪等穴位，达到养肾阴、填精髓的目的，从而减轻骨髓抑制；③免疫力低下：电针足三里、三阴交、中脘、内关等穴位。

缓解临床症状：①癌性疼痛：取足三里、三阴交、阿是穴或循经取穴，对轻、中度疼痛疗效较好，强刺激与"长留针"能增强镇痛效应及延长镇痛时间；②食管癌所致的吞咽困难：取膻中、合谷、天突、巨阙等穴位，可改善患者的吞咽困难症状。

缓解抑郁情绪：取足三里、三阴交、合谷为主穴随证加减，能较好地改善肿瘤导致的相关心理问题。

温补阳气：关元、气海、神阙（灸）、命门、足三里等。可温补人体阳气，激发和增强机体的免疫功能，激发巨噬细胞的活力，提高淋巴细胞转化率，从而提高细胞免疫功能，增强机体抗癌能力。

补脾益肾：足三里、脾俞、胃俞、中脘、三阴交、内关、公孙、肾俞、命门、气海、关元等。滋养先天，补养后天，培元固本，可增强机体免疫机制，激活肝、脾单核巨噬系统功能，促进造血功能，增加白细胞。

养血升白：神阙、大椎、肾俞、关元、命门、胃俞、脾俞、肝俞、血海、足三里、三阴交、太冲、气海、内关、太溪等。人体经过放疗化疗后导致机体的造血功能失常，表现为血小板、白细胞、红细胞的减低。针灸此组穴位具有补肾益精、补气生血功效，并且能升高血细胞。

气阴双补：足三里、三阴交、涌泉、太溪、太冲、气海、肾俞、肝俞等。此组穴位可益气养阴、生津润燥。适用于放、化疗所致的火毒内攻，阴虚内热和晚期患者阳损及阴、气血虚损等证。

软坚化痰：丰隆、公孙、行间、阴陵泉、鱼际、间使、合谷、外关、脾俞、肺俞等。可疏通淋巴管道，促进淋巴和血液循环，提高巨噬细胞吞噬能力等。

活血化瘀：三阴交、足三里、合谷、太冲、阳陵泉、血海、百会、大椎、脾俞、膈俞等。可扩张微血管，增加血流量，促进免疫活性细胞进入瘤体，抑制肿瘤细胞的生长，还能够抑制血小板聚集，促进纤维蛋白溶解，破坏肿瘤周围及癌灶内纤维蛋白凝集，从而阻止癌细胞着床，防止肿瘤的生长和转移。

2. 推拿按摩

血海穴：属足太阴脾经，屈膝在大腿内侧，髌底内侧端上 2 寸，当股四头肌内侧头的隆起处。脾经所化之血在此聚集，有化血为气、补血养肝的功效。

列缺穴：属手太阴肺经，位于人体前臂桡侧缘，桡骨茎突上方，腕横纹上 1.5 寸。有疏风解表、补肺益肾的作用。

委中穴：属足太阳膀胱经，位于膝后区，腘横纹的中点，在腘窝正中。按操此穴可分清降浊。

神门穴：属手少阴心经，位于腕部，腕掌侧横纹尺侧端，尺侧腕屈肌腱的桡侧凹陷处。为心气的动力源泉，按压此穴有助改善睡眠，提高全身免疫力。

截根穴：又名截癌穴，位于足内侧，舟骨结节（即舟骨粗隆）下方凹陷直下 0.5 寸处。主治功能广泛，可防治喉癌、咽癌、肺癌、乳癌、胃癌、食管癌等。

以上五穴并用，能缓解改善肿瘤患者疼痛、食欲不振等不适症状。日常用手按揉时可根据自身的承受能力施力，不可用力过猛，以免受到损伤。一般采用大拇指按压 5 ～ 10 秒，松开后揉搓，每日如此反复 5 次。

3. 膏方 处于肿瘤康复阶段的患者在临床上常见的虚证类型有气虚证、血虚证、阴虚证和阳虚证。因此在应用膏方时应当首先明确患者虚证类型，不可盲目用药。

气虚证常用的膏方药物组成如人参、党参、黄芪、太子参、白术等。血虚证常用的膏方药物组成如熟地黄、当归、白芍、山萸肉、女贞子、阿胶、制何首乌等。阴虚证常用的膏方药物组成如生地黄、麦冬、枸杞、沙参、玉竹、龟甲、鳖甲、石斛等。阳虚证常用的膏方药物组成如鹿茸、鹿角胶、淫羊藿（仙灵脾）、仙茅、巴戟天、菟丝子、川续断、杜仲等。

对于气郁者，常选择木香、枳实、厚朴、砂仁、佛手、大腹皮、郁金；血瘀者，常选用川芎、当归尾、丹参、赤芍、红花；热象明显者常选择地骨皮、桑白皮、胡黄连、银柴胡、秦皮、霜桑叶、菊花等，寒象明显者常选用干姜、桂枝等；兼具水饮者可酌情添加猪苓、茯苓、泽泻、车前子、赤小豆等；兼有便结者可添加火麻仁、肉苁蓉、郁李仁、柏子仁等。

针对肿瘤患者康复期的生理病理特点，还可在上述辨证分型的基础上，加用控制疾病的药物，即现代药理学研究证实具有体内外抗肿瘤活性的中草药，以加强疗效，预防肿瘤复发转移。常用药物如白英、白花蛇舌草、土茯苓、金荞麦、蛇莓、预知子、绿萼梅、山慈菇、半边莲等。

为加强膏方的针对性，可添加少量引经药，以利药达病所，如桔梗、牛膝等。膏方药味较多，为促进吸收且避免药物伤胃，多加用甘草、陈皮、大枣、豆蔻、山楂等调和药，以缓药性、护脾胃、促吸收。膏方因内含多种补益药物，在中医概念中不免有滋腻碍胃之虞，因此部分患者须在服膏滋药前服"开路方"，如脾胃虚弱者应先服用健脾助运之剂；有新病者如感冒、咽炎、咳嗽等，如直接服用膏方恐有"闭门留寇"之嫌，故应服相应"开路方"，祛其病邪，以便滋补。

4. 饮食调养 癌症患者经过多种方法的治疗后，脾胃功能均会受到一定损伤，所以，在饮食方面应以易消化、富有营养、清淡的食物为宜。癌症消耗人之正气，故饮食中的蛋白质和热量应比其他疾病患者高出 20% 以上，应多食肉类、鱼虾、奶、蛋等高蛋白食品。癌症患者的饮食康复治疗要根据个体差异及机体阴阳偏盛偏衰，辨证配膳。为了保护癌症患者的胃肠功能，在饮食方面忌食过多辛辣、生冷、油煎炸食品，烟酒适度或戒断。

一些食物具有防癌的作用，如灵芝、香菇、黑木耳、蘑菇等，这些食物可以提高机体免疫力，具有抑制肿瘤生长的作用；一些蔬菜如胡萝卜、蕨菜、莴笋等富含人体必需的维生素及微量元素，可提高网状系统及白细胞的吞噬功能，从而提高机体免疫力；洋葱、大蒜等所含的挥发油能有效抑制致癌物质亚硝胺的生成，从而达到防癌抗癌的作用。

另外，放疗中的患者由于受到放射线的损伤，热毒伤阴，表现为口干舌燥、咳嗽、咽痛，有的可出现消化系统症状，除了药物治疗外，饮食中应予以清热解毒、生津润燥调理，可多食萝卜、芦笋、鸭肉等，多饮绿茶，不吃或少吃熏烤煎炸的食品。

5. 情志调摄　情志致病是对肿瘤病因认识的一个重要方面。癌症的中医心理康复模式，可总结归纳为以下几种。

以情胜情：欣喜欢快之情可以使人体血脉得以通利、气血调和，而使悲哀忧愁的病态得以平复。

康复讲座：由医务工作者与患者进行康复交流，以大量的成功治疗病例对患者进行启发诱导，解除患者的疑虑，使其处于一种良好的心理状态，从而增强战胜疾病的信心，积极配合治疗。

群体康复：群体抗癌是将来癌症康复的一大趋势，建立恶性肿瘤患者精神疗养院，使肿瘤患者之间可相互倾诉、彼此鼓励，以宣泄负面情绪。

中草药物应用模式：应用疏肝理气解郁等中药药物，疏通畅达人体气机，使药物辅助患者情绪安定。

营造良好环境：良好的周边环境包括良好的医患关系、融洽的亲属关系及和谐的社会关系。社会支持与心身健康成正相关，拥有较多社会支持的患者，有着较高的身心健康水平，反之则心身健康水平较差。

6. 运动调养　目前肿瘤患者的康复锻炼方法有很多，在选择康复方法时，应考虑肿瘤的部位及患者的病情、体质、兴趣等进行辨证练功，以免劳力太过，损伤人体正气。对于病情较重的患者，可采取"坐式"或"卧式"的放松功，也可采取以排除杂念为主的"数息功"；病情较重的患者，可视情况选择太极导引、五禽戏、八段锦、保健功等。不同的导引具有不同的康复功效。五禽戏可用于癌症康复期四肢部位功能的锻炼，有助于肢体活动能力的康复，如乳腺癌术后上肢抬举、外展困难者；站桩可用于癌症术后体力恢复较慢者、放化疗期间出现消化道等不良反应者；太极拳的适用范围较宽，男女老少均可练习，对体力较差的癌症患者更为适宜。

四、湿疹

湿疹是以全身均可出现以糜烂、瘙痒、红疹为主要表现的常见皮肤病。本病还具有多形性损害、对称分布、反复发作、易演变成慢性等临床特点。男女老幼皆可发病，而以先天禀赋敏感者为多。无明显季节性，但有冬季常复发的现象。急性者其疹多泛发全身，慢性者往往固定不变，亚急性者介于两者之间。

湿疹的原因和诱发因素常因个体因素和疾病的不同阶段而异，因此不易确定。西医学认为湿疹是由多种内外因素引起的过敏反应所致。中医认为本病是由于外感六淫邪气、内在脏腑功能失调所致，六淫之邪以外感湿邪为主，内因以脾、心、肝脏腑功能失调产生内湿、内热、内风为主。由于湿疹易反复发作，因此湿疹的瘥后防复、康复治疗对于巩固治疗效果极为重要。

1. 针灸

急性湿疹：取大椎、合谷、阴陵泉、蠡沟、丰隆。大椎低头直刺 1 寸，捻转泻法 1 分钟。合谷直刺 1 寸，提插泻法 1 分钟。蠡沟直刺 1 寸，捻转泻法 1 分钟。丰隆直刺 1 寸，捻转泻法 1 分钟。均留针 20 ～ 30 分钟。

亚急性湿疹：取上方穴位加脾俞、胃俞。脾俞、胃俞 45° 角斜刺向脊柱方向 1 寸，捻转平补平泻法，其余施术 2 分钟，留针 20 ～ 30 分钟。

慢性湿疹：取曲池、血海、膈俞、三阴交。曲池直刺 1 寸，提插泻法 1 分钟；血海直刺 1 寸，提插泻法 1 分钟；膈俞 45° 角进针后，压针向脊柱方向刺 1 ～ 1.2 寸，捻转补法 1 分钟；三阴交直刺 1 寸，捻转补法 1 分钟。均留针 20 分钟。

本型灸法主穴为曲池、血海（均为双侧）。配穴肩髃、环跳、合谷（均为双侧）；大椎、阿是穴及奇痒处。每日施灸 1 ～ 2 次，或在痒时施灸，或隔日 1 次，每穴每次灸 10 分钟。在一次治疗中一般取 4 ～ 5 穴，最多至 10 个穴。

2. 推拿按摩　推揉大椎、肺俞、心俞、脾俞穴，每穴 1 ～ 3 分钟，以局部发热为佳；点按合谷、曲池、百虫窝、足三里、三阴交穴，每穴 1 分钟，酸胀为好；在患处周围皮肤轻拍 5 ～ 10 遍，用双手向患部中心行直推法。若患处位于四肢，可加拿捏足三里、手三里，以疏通经络，调和阴阳。

湿疹的康复按摩治疗中手法以稍重为宜，力宜深透，才能充分达到疏通经络、改善血循环及加强皮肤营养的作用，从而祛风止痒、化湿润燥。急性湿疹可配合冷敷以减少渗出。

3. 中药外敷

乌茱散：炒吴茱萸30g，海螵蛸（乌贼骨）20g，硫黄6g。研细末，出水时干掺，不出水时用蓖麻油调敷，涂于患处。

陀柏散：密陀僧30g，黄柏面20g，冰片2g。研细末，用法同上。

蛇床子散：蛇床子（研细末）70g，凡士林100g。调成膏敷于患处，有抑制渗水的作用，对疮面糜烂或水疱渗出者，涂用后即见渗水减少而结痂。

青蛤散：轻粉6g，青黛3g，黄柏6g，蛤粉12g，松香9g，冰片1g。先后研成细末，麻油调涂。可祛湿清热，收干敛痒。

红灵脂膏：硫黄末90g，蝉蜕12g，樟脑末1g，生猪板油500g，捣和成团，捏成饼状，放入铜勺内（每次只放1个饼），用文火熬成酱红色油，放缸内备用。每日涂敷患处1～2次。用于慢性湿疹。

4. 中药熏蒸　用苍术、黄柏、苦参、防风各9g，松香、鹤虱草各12g，五倍子15g，大风子、白鲜皮各30g。共碾粗末，用较厚草纸卷药成纸卷，点燃熏皮损处，每日1～2次，每次15～30分钟，温度以患者能耐受为宜。此法具有除湿祛风、杀虫止痒之功。可有效防治湿疹反复发作。

5. 药浴

矿泉浴：一般采用碳酸泉浴、硫化氢泉浴等治疗，可全身浴或局部浴。水温34～36℃，每日1次或隔日1次，每次8～15分钟，10～15次为1个疗程，浴后安静休息半小时。

皮肤病洗药：蛇床子60g，苦参15g，川椒10g，枯矾（后入）10g。煎水去渣，浸浴患处，每日1次。有祛风除湿、杀虫止痒之功效，适用于一切无感染的皮肤病康复治疗，如湿疹、荨麻疹等。

三黄洗剂：大黄、黄柏、黄芩各等分。切片或研末，煎水去渣，趁温热浸洗患部，有清热止痒之功效，适用于巩固治疗一切急性皮肤病、湿疹、漆疮等而见潮红、肿胀、血疹等症状。

羊蹄根洗液：羊蹄根适量（可根据患部面积而定量，一般以100～200g为宜）。切片煎水取汁，浸洗患处，每日1次。有清热解毒之功效，适用于湿疹痛痒不堪。

蚕沙洗液：蚕沙约200g。煎水去渣，趁温浸浴局部患处，每日1次。有祛风、除湿、止痒、解毒之功效。适用于一切风瘙隐疹，奇痒难忍。

6. 耳穴　取穴神门、肺、下屏尖、结节内、心、肝。用毫针或电针法。每次选 3 ～ 5 对穴，隔日 1 次。或配合耳穴压丸。

7. 饮食调养 湿疹反复发作的原因比较复杂，其中因食物过敏、饮食失调引起的湿疹较多见，如各种肉类、各类奶制品、各种海鲜等，以及酒、葱、姜、蒜、胡椒、辣椒、蘑菇、蚕豆、韭菜、笋等，可能引发湿疹或使症状加重。如能找出具体食物种类就应避免食用。湿疹反复发作者的饮食宜清淡，忌饮酒，忌食生冷酸辣及油脂食物。

8. 起居调养 切忌手抓，以防感染。切忌用热水洗烫，以求一时止痒，反使病情加重。勿接触肥皂、碱性物等刺激性物品。冬天尽量少洗澡。居住环境应干燥、通风、向阳，空气新鲜。注意寻找诱因，减少复发。

五、落枕

落枕是一种常见病，是急性单纯性颈部强痛，颈部歪斜，不能转侧，主要症状是急性颈部肌肉痉挛、强直、酸胀、疼痛，以致转动失灵。落枕多由于体质虚弱、劳累过度、睡眠时枕头高低不适等，使一侧肌群在较长时间内处于过度伸展状态，而发生痉挛。也有部分人因睡眠时肩部暴露，颈肩部当风，感受风寒，气血凝聚，经络痹阻而发生拘急疼痛。少数患者是颈部突然扭转或肩扛重物，致使部分肌肉扭伤或发生痉挛。轻者 4 ～ 5 日自愈，重者疼痛严重，并可向头部及上肢放射，如不进行康复治疗，可延至数周不愈。

1. 针灸

主穴：大椎、阿是穴、后溪、悬钟、落枕。

配穴：病及太阳经和督脉可加天柱、肩外俞、申脉；病及少阳经可加风池、肩井；向肩胛区放射痛加天宗、秉风等。诸穴均常规针刺，同时嘱患者在局部穴位取针后、远端穴位行针时向前、后、左、右活动颈项部。可舒筋活络、行气止痛。由风寒所致者局部加灸。

2. 推拿按摩

合谷穴、颈椎反射区、胸椎反射区：以拇指指腹按压合谷穴 1 分钟。同时转动颈部，以患者所能承受的最大疼痛为宜。以指点按颈椎、胸椎反射区 2 ～ 3 分钟，以局部感到疼痛为佳。

颈部、肩部：患者采取端坐姿势，操作者站在患者的身后，用拇指缓慢地轻按颈部，并询问患者，找出最痛点，用手掌的大小鱼际从痛侧的颈部上方开始，一直到肩背部为止，依次进行拍打。对最痛点再用力按摩，直到患者能够感到明显酸胀，如此反复进行 2 ～ 3 遍，再以手指推按之前拍打过的部位，重复 2 ～ 3 遍，可以迅速使痉挛的颈肌松弛而取得缓解落枕的效果。

3. 耳穴　取患侧颈颈椎、肾、肝、神门。常规操作，用王不留行籽贴压，嘱患者每日按压 3 ～ 5 次，每次按压 2 ～ 3 分钟，以耳穴发热或出现热痛胀感为宜，两耳交替进行，隔日 1 次。

六、颈椎病

颈椎病又称颈椎综合征，主要是颈椎间盘退行性变、颈椎肥厚增生，以及颈部损伤等引起的颈椎骨质增生、椎间盘脱出、韧带增厚等原因，刺激或压迫颈脊髓、颈部神经、椎动脉而产生的一系列功能障碍的临床综合征。颈椎病是不良姿势、体位、咽喉部的反复炎症、劳累、头颈部扭伤等外界因素或者颈椎结构先天发育不良引起的。颈椎病表现为单侧后颈部胀痛、颈项强直，也可出现头晕头痛、上肢麻木、肌肉萎缩，甚至有颈肌痉挛及明确的压痛，疼痛向头后、肩、背部扩散。严重者双下肢痉挛、行走困难，甚至四肢麻痹、大小便障碍。如果颈椎变形，压迫血管，还可导致昏厥、脑卒中，甚至导致死亡。病后以针灸、按摩、贴敷等方法进行康复治疗，有利于患者的恢复。

1. 针灸　取大椎、天柱、后溪、风池、颈项夹脊。风寒痹阻者加风门、大椎；劳伤血瘀者加膈俞、合谷；肝肾亏虚者加肝俞、肾俞。

大椎直刺 1 ～ 1.5 寸，使针感传向肩部。后溪可向合谷方向透刺，颈夹脊穴斜向颈椎斜刺，平补平泻。其余腧穴均按常规操作。风池针刺时，针尖微向下，向鼻尖斜刺 0.8 ～ 1.2 寸，或平刺透风府，必须严格掌握进针角度及深度，以免伤及延髓（所选肩颈部诸穴亦可使用灸法，每次 30 分钟左右，灸至局部皮肤发红即可）。可祛风散寒、舒筋活络。

2. 推拿按摩　取风池、大椎、天鼎、缺盆、肩井、肩中俞等。操作者立于患者背后，用㨰法、揉法放松颈肩部、上背部及上肢的肌肉，5 ～ 10 分钟。用拿法拿揉颈部，并配合桥弓穴（桥弓穴是指从耳后翳风穴到缺盆穴的一线，其部位相当于颈动脉窦部），推肩臂部。将拇指置于患者患侧相应的颈椎旁，随颈部活动在阿是穴上施按揉法，再提拿患者两肩并搓患肩至前臂反复几次，两手握空拳，叩击颈部及双肩，力度以使患者耐受为度，速度由慢渐快。

3. 贴敷　取当归、生茜草、威灵仙、艾叶、透骨草各 15g，川芎、赤芍、红花、雄黄、白矾、川乌、草乌、羌活各 10g。上药共研成细末，加白醋适量拌匀，装入布袋备用。取药袋放入蒸笼蒸热后，敷于大椎穴或疼痛处。每次 1 小时，每日热敷 2 次。每剂药可用 5 日，10 日为 1 个疗程。疗程间休息 5 日，连续 2 ～ 3 个疗程即可好转。本方具有活血化瘀、祛风散寒功效。皮肤过敏、起皮疹者应慎用。

七、肩周炎

肩关节周围炎简称肩周炎，俗称凝肩、五十肩。以肩部逐渐产生疼痛，夜间为甚，逐渐加重，肩关节活动功能受限而且日益加重，达到某种程度后逐渐缓解，直至最后完全复原为主要表现的肩关节囊及其周围韧带、肌腱和滑囊的慢性特异性炎症。肩关节周围炎是以肩关节疼痛和活动不便为主要症状的常见病症。本病的好发年龄在 40 岁以上，女性发病率略高于男性，多见于体力劳动者。如得不到有效的治疗，有可能严重影响肩关节的功能活动。肩关节可有广泛压痛，并向颈部及肘部放射，还可出现不同程度的三角肌的萎缩。肩关节周围炎属于中医"肩痹"的范畴，中年以后肝肾亏虚、气血不足、筋骨不健，感受风寒湿邪或劳损外伤，气血不和，脉道阻滞，瘀积肩络而发病。积极采取中医适宜技术对肩周炎患者进行康复治疗，有利于其病后的恢复。

1. 针灸　取肩井、肩髃、肩前、肩贞、大椎、曲池、外关、腕骨等，选用 1 ～ 1.5 寸针灸针，留针 20 ～ 30 分钟。每日 1 次。2 周为 1 个疗程。可减轻疼痛并促进恢复功能活动范围。

2. 拔罐　取穴肩髃、肩贞、天宗、臂臑。采用留罐法，每次留罐 3 ～ 5 分钟，隔日 1 次，5 次为 1 个疗程。

3. 推拿按摩　用手拍打患肩 30 次，然后用手掌擦揉患肩，至局部发热为止。捏拿患侧肩部及上臂部，往返 20 遍，点揉合谷、列缺、曲池、肩髃、肩井、臑俞、云门、大椎穴。每日 1 ～ 2 次即可。

患者取坐位，拿肩井 1 分钟，依次弹拨、分推天宗处及背部压痛点 1 ～ 2 分钟，再弹拨肩峰前压痛点及曲池 1 ～ 2 分钟，然后双手分握患侧四个手指做环形摇肩 2 ～ 3 周，再波浪式抖动患侧上肢 3 ～ 5 次，在抖动中趁其不备迅速向上牵拉 1 次，牵拉角度最好是在患者外展障碍角度的基础上再向上抬高 10° 为宜。牵拉后患者可能出现 1 ～ 2 分钟疼痛，叮急用两手对按十肩周，待疼痛缓解后两手对搓患肢 2 ～ 次，最后在肩部拍打几次。

也可点按肩井、天宗、缺盆、曲池、外关、合谷，每穴约半分钟。

4. 刮痧　患者取坐位，暴露肩背部，将刮痧油均匀涂抹后，用刮痧板与皮肤成 45° 角，一般是由上而下、由内而外，先沿督脉、足太阳经、手阳明经及手太阴经刮拭，然后在大椎、大杼、膏肓、神堂、肩井、肩髃、肩髎、阿是穴处重点刮拭，直至出现片状痧点或紫红色疙瘩为止，嘱患者服温开水250～500mL。两次刮痧时间间隔4～6日为宜，连续3次为1个疗程。

刮痧疗法调气行血、疏通经络、活血祛瘀，可以祛除阻滞经络的风寒湿邪。通过对肩背部经络穴位的刮拭，可以使局部组织的血管、神经受到低度良性刺激，从而提高局部组织的兴奋性，改善局部血液循环，增强肌肉的氧化作用，使病变组织的新陈代谢逐渐恢复正常，炎症得以康复。

5. 贴敷 威灵仙120g，延胡索60g，防风、秦艽各30g。上药打碎，加入5%樟脑酒调成膏状，外敷肩部最痛处，然后用纱布包扎，药干后再加5%樟脑酒调成膏状外敷，可连用5日。适用于肩部疼痛较重者，可即刻止痛。

凤仙花根、臭梧桐、生姜、大蒜、韭菜各200g，共捣成汁，用文火熬成膏状，贴敷于患处。适用于肩部疼痛较重者，可即刻止痛。

生姜500g，大葱根50g，花椒250g，小茴香100g，白酒150g。先把生姜和葱根切碎，捣成浆，小茴香和花椒捣成面，然后将上述药物混在一起搅匀，置于铁锅中用文火炒热，加白酒搅和，再装入纱布袋中，敷于患处。温度以能耐受为度，上盖毛巾，再盖上棉被，使之发汗。第二天药袋用锅炒热继续用，不必换药。每晚1次，可即刻止痛。

6. 中药熏洗 中药熏洗可以通过温热刺激，促进血液与淋巴循环，使病变组织恢复。

伸筋草60g，防风、姜黄、钩藤、白芍、甘草各30g。加水2000mL，水煎取汁1000mL，滤取药液，倒入盆中，以毛巾蘸药液擦洗患处。每次30分钟，每日3次，每剂可用2日，10日为1个疗程。可作为肩周炎的康复疗法。

取羌活20g，独活10g，牛膝10g，伸筋草20g，透骨草20g，川乌10g，木瓜20g，艾叶15g，川芎15g，甘草10g。上药装入布袋，与水约3000mL一起倒入中药熏洗机内，加温至48～51℃，将患肩置于熏洗机的蒸汽出口处，每次30分钟，每日2次，7日为1个疗程。

本方采用羌活、独活、川乌、木瓜、艾叶温经通络，祛风除湿；牛膝、伸筋草、透骨草、川芎舒筋活血，消肿止痛；甘草调和药性，共奏舒筋活血、消肿止痛之功，促进肩周炎患者的康复。

7. 起居调养 注意防寒保暖，纠正不良姿势，对于经常伏案、双肩经常处于外展位工作的人，应注意调整姿势，避免长期的不良姿势造成慢性劳损和积累损伤。

8. 运动调养

功能锻炼：进行上肢外展、上举、内旋、外旋、环转、爬墙等运动，每日

3 次，每次 30 分钟。功能锻炼具有活血化瘀、舒筋活络、通利关节等功效，可以疏通、松解组织粘连，尽快使患者恢复关节功能。

八、腰椎间盘突出症

腰椎间盘突出症是腰椎间盘发生退行性改变或本身存在发育上的缺陷，当受到外力时，腰椎纤维环破裂、内部的髓核突出，刺激并压迫周围的神经、血管，导致腰部及下肢坐骨神经走行部位疼痛的疾病。临床主要表现为腰部肌肉僵硬、强直，腰椎生理前凸改变，有不同程度的脊柱侧弯，患者腰部向健侧或患侧弯曲。腰部及下肢坐骨神经处放射痛，可因咳嗽、喷嚏、腹肌用力，腹腔内压增大时疼痛加重，休息后减轻。病后积极采取针灸、按摩等方法进行康复治疗，有利于患者的恢复。

1. 针灸

（1）针刺：取环跳、风门、阳陵泉、华佗夹脊穴。风邪外袭证加风池；寒湿痹阻证加腰阳关、命门、阴陵泉；气滞血瘀证加太冲、膈俞；肾气虚证加肾俞、志室；肾阴虚证加太溪、三阴交；肾阳虚证加灸命门。诸穴均常规针刺操作。可温经活血、舒筋活络。

（2）艾灸：取腰部夹脊穴。艾条温和灸 20 ～ 30 分钟，每日 1 次，10 次为 1 个疗程。

2. 推拿按摩　患者仰卧位，操作者用㨰、按、揉手法在患者脊柱两侧膀胱经、臀部和下肢后外侧施术 3 ～ 5 分钟，以腰部为重点，然后双手重叠用力，沿脊柱由上至下按压腰骶部，反复 2 ～ 3 遍。

患者取俯卧位，操作者用拇指或肘尖点压腰阳关、肾俞、大肠俞、秩边、承扶、委中、承山及阿是穴，然后用㨰、拿、揉、弹拨手法，沿腰部及患侧坐骨神经分布区施术 3 ～ 5 分钟，横向擦腰骶部，以透热为度。

3. 拔罐　取命门、腰阳关、环跳、委中。留罐法，委中点刺出血后留罐 3 ～ 5 分钟，隔日 1 次，5 次为 1 个疗程。

4. 贴敷　苏木、川续断、白芷、防风、附子、川乌、草乌、独活 30g，狗脊、赤芍、鸡血藤各 50g。上述药物共研成细粉，用醋调湿后放于布袋内，敷于患处，上放热水袋，每日治疗 2 次，每次 20 ～ 30 分钟，每剂药物可用 3 日。可作为本病患者的辅助治疗。

5. 生活调理　腰椎间盘突出症患者以卧硬板床休息为主，以减少椎间盘所承受的压力，有利于纤维环的修复。同时配合辨证用药，并适当进行屈髋屈膝、伸展下肢和腰背肌功能锻炼。实践证明，"动""静"结合能提高疗效，加快恢复。缓解期适当活动腰部，注意活动的幅度不可过大，不可强力负重。弯腰搬物时要注意正确姿势，先屈膝屈髋，再搬重物，避免腰部损伤。坚持进行倒走、挺腹、后仰等运动，注意腰及下肢部保暖。

九、腰肌劳损

腰肌劳损是指由于腰骶部肌肉、筋膜及韧带等软组织的慢性损伤，导致局部无菌性炎症，从而引起腰臀部一侧或两侧的弥漫性疼痛。腰肌劳损是常见的骨外科疾患，人群罹患率高，直接影响人们的生活和工作。中医传统文献认为，腰肌劳损属于中医学"腰部伤筋"的范畴。中医学的腰痛、痹证等可归为此类。本病多见于青壮年，无明显外伤史，常与职业和工作环境有一定关系，缓慢发病，腰部酸痛，病程缠绵，阴雨天或劳动之后酸痛常常加重。积极采取中医适宜技术对腰肌劳损患者进行康复治疗，有利于其病后的恢复。

1. 针灸

针刺：取大肠俞、环跳、委中、肾俞、昆仑、三阴交。寒湿者加风市、阳陵泉，肾阳虚加足三里，肾阴虚加太溪。以上穴位施提插泻法，留针30分钟，每日1～2次。

2. 推拿按摩 腰肌劳损患者在康复期常出现疼痛缠绵，遇劳、遇寒加重，痛处固定等瘀血阻滞、寒湿内停、肾气亏虚的症状，可采取舒筋活血、通经活络、祛寒止痛的推拿手法。

取穴：肾俞、关元俞、膀胱俞等。

手法：指按、揉背、封腰、擦法。

操作：患者取俯卧位，操作者位于患者左侧，左手按其背部，以右拇指按揉肾俞、大肠俞、秩边等穴，每穴持续操作约1分钟，以得气为度。操作者以右手掌心自脊柱右侧上端棘肌开始顺序缓揉而下，至腰部，左侧施同样手法反复2～3次，最后自上而下按压脊椎各关节突。

患者俯卧，操作者站于患侧，在腰三角两手拇指和中指端徐徐用力按压此处，往往在脊柱侧弯凸侧腰三角处摸到梭形结节，压之锐痛。用顺擦法沿背棘肌由上至下滚其脊椎两侧，可放松患者的肌肉。

3. 拔罐 取穴环跳、大肠俞、委中、阳陵泉。每次取1～2穴，用三棱针点刺3～5下，取大号玻璃罐，闪火法拔之，出血量控制在5～10mL，有缓急止痛之效。

4. 耳穴 取穴神门、腰、膝、臀、坐骨、耳壳背面部相应穴处。用半寸针施捻转泻法，或用药子压法，隔日1次，用于缓解期治疗。

5. 饮食调养 本病可酌情配合饮食疗法。饮食原则以补肾壮腰、活血行气、通络为主，可选食品如核桃、栗、虾、枸杞菜、山楂、丝瓜、芝麻、葵花子等。食品宜偏温燥，不宜生冷多湿。可饮少量低度酒、黄酒。忌烟。

6. 运动调养 可锻炼内养功、放松功，主要按人体经络原理，导引、激发自身经气，振奋督脉，使阳气得助，温煦腰部。也可选择五禽戏。五禽戏是模仿五种动物而来，对壮腰膝、健体魄尤为适宜，且对人体五脏六腑有调节作用，因腰为"肾之府"，故练此功法在益肾的同时还健壮了腰府，练功时可有意识地进行自我暗示。太极拳可练简易式，根据患者自身的情况选择几个简便易行的动作练习，把练身、练意、练气三者结合起来。尤其利于腰部活动的动作多练为宜。

十、坐骨神经痛

坐骨神经痛是指由于各种因素刺激和压迫导致坐骨神经通路及其分布区域疼痛的一组综合征。坐骨神经痛的疼痛呈放射性，是沿坐骨神经通路即腰、臀部向大腿后侧、小腿后外侧和足外侧放射的疼痛。腰部闪挫、劳损、外伤等可损伤筋脉，导致气血瘀滞，不通则痛；久居湿地，或涉水、冒雨、衣着单薄、汗出当风，风寒湿邪入侵，痹阻腰腿部；湿热邪气侵淫，湿浊郁久化热，机体内蕴湿热，流注足太阳、少阳经脉，均可导致腰腿痛。本病主要属足太阳、足少阳及经筋病症。

1. 针灸

主穴：足太阳型取环跳、阳陵泉、秩边、承扶、殷门、委中、承山、昆仑；足少阳型取环跳、阳陵泉、风市、膝阳关、阳辅、悬钟、足临泣。

配穴：寒邪侵袭者，加灸大椎、阿是穴；气滞血瘀者，加膈俞、合谷、太冲；有腰骶部位疼痛者，加肾俞、大肠俞、腰阳关、腰夹脊、阿是穴。

诸穴均常规针刺，用提插捻转泻法，以出现沿腰腿部足太阳经、足少阳经向放下射感为佳。可通经活络、舒筋止痛。

2. 推拿按摩 患者斜卧在床上，疼痛一侧向上，操作者先用手掌按摩腰、臀，力度以重度为宜，此时会出现疼痛感，尽量强忍。按揉肾俞穴40下，休息3分钟，按同样方法按摩另一侧。最后拍揉大小腿的后侧和外侧，以出现局部温热为宜。每日1次即可。

3. 贴敷 取乌头 20g，木瓜 25g，干辣椒 30g，干姜 60g。将上药加水 2000mL，煮 30 ～ 40 分钟倒入杯中，趁热熏患处。待水温时，患者取俯卧位，以纱布蘸药汁热敷患处，反复 2 ～ 3 次。每日 2 次，7 日为 1 个疗程。本方适用于风湿性坐骨神经痛。

4. 耳穴 取坐骨神经、腰骶椎、神门。常规消毒后，在阳性反应点针刺，或以王不留行籽贴压并按揉片刻，以局部有发热感为度，两耳同时施治，每日按揉 2 ～ 3 次，每次 3 ～ 5 分钟。3 日更换 1 次，10 次为 1 个疗程。

十一、骨关节炎

骨关节炎又称为退行性关节炎、增生性关节炎，以关节软骨变性、破坏及骨质增生为特征。骨关节炎是发生在滑液关节的一种发展缓慢，以局部关节软骨破坏并伴有相邻软骨下骨板骨质增生或骨唇形成为特征的骨关节病，可伴有不同程度的特有的滑膜炎症反应。临床上以关节疼痛、肿胀、活动受限为主要特征。骨关节炎属于中医学"痹证"范畴，主要由肝肾亏虚、筋骨失养、风寒湿邪等引起。

1. 针灸

（1）针刺：以经络辨证和脏腑辨证为依据，治宜除湿散寒、祛风活血、通络止痛。发作期以活血通络、祛风散寒除湿为主，缓解期以补气益血、补益肝肾、健脾除湿、强筋壮骨为主，兼顾治标和治本。多取足三阴、足三阳经穴，其中以足太阴经和足阳明经穴为主。局部取穴，配合使用特定穴。

主穴：阳陵泉、血海、梁丘、内膝眼、犊鼻、阿是穴。

配穴：风寒湿痹者，加阴陵泉；经脉失养者，加悬钟、大杼、足三里、三阴交。并可根据肝、脾、肾偏虚状况分别选用三阴交、太溪、肾俞、肝俞、脾俞等。

内膝眼、犊鼻可相互透刺，血海、梁丘针尖可斜向膝关节方向。局部有酸、麻、沉、胀感则疗效显著。急性期用泻法，缓解期用平补平泻法或补法。留针 30 ～ 40 分钟，10 分钟行针一次。每日 1 次，10 次为 1 个疗程。

（2）艾灸：取阿是穴、足三里。艾条灸，每次每穴 15 ～ 20 分钟，以局部皮肤红润、有温热感、无灼痛为宜，每日 1 次，7 次为 1 个疗程。灸疗时，膝关节可配合做小范围有规律的缓慢运动。或用温针灸，每次每穴 3 壮，每日 1 次，7 次为 1 个疗程。

2. 贴敷

骨质增生方：甘松 10g，山柰 10g，桂枝 10g，乳香 10g，没药 10g，红花 10g，川羌活 10g，苍术 20g，当归 20g，麝香 1g。将前 9 味药物研成细末，再加麝香研匀，装瓶内密封备用。治疗时每次取 10g，用单层纱布包裹药末，放置于病变关节处，以胶布固定，隔日更换 1 次。

骨刺粉：生牡蛎 30g，威灵仙 15g，延胡索 20g，樟丹 10g，制乳香 10g，制没药 10g，冰片 3g，麝香 1g。先将牡蛎研成细粉，水浸 24 小时后晒干过筛，再将醋浸 1 日的延胡索晒干研末。取乳香、没药，以 7 层草纸衬于其下，一同放入锅内，用火烤干。加麝香、冰片，共研成极细末，然后将以上药末同其他药末研匀，装瓶备用。外敷患处，每日 2 次。

复方骨碎补粉：骨碎补、宽筋藤、透骨草各 1000g，通城虎 500g，威灵仙 1000g，川乌 250g。将上述药物研成细末，备用。治疗时取药粉 120g，用 120mL 沸水调湿后放入锅内炒，炒热后加米酒、陈醋各 50mL，炒至烫手为度，然后装入布袋内热敷患处。每日 1 次，每次 1 小时，连续治疗 4～6 日换药粉 1 次，30 日为 1 个疗程。休息 3～7 日再进行下 1 个疗程。对酒过敏者，炒药时只加陈醋，不加酒。

3. 中药熏洗

川乌木瓜汤：炒艾叶、生川乌、木瓜、防风、五加皮、地龙、当归、羌活、土鳖虫、伸筋草各 30g。将上述药物煎沸 5～10 分钟，熏洗病变关节处。每次 1 小时，每日 1～2 次，7～10 次为 1 个疗程。

透骨草洗方：全蝎 10g，蜈蚣 10 条，透骨草 50g，桂枝 10g，虎杖 30g，红花 20g，没药 10g。将上述药物加水 1500mL，浸泡 1 小时后，用武火煎沸 20 分钟，捞出药渣。将患部放在药渣上，趁热熏洗，以汗出为度。然后用毛巾蘸水敷患处，再将患处放于温药液中泡 30 分钟。每晚睡前治疗 1 次，每剂药用 5 次，10 次为 1 个疗程。

骨刺熏洗方：威灵仙、生桃仁、生川乌、生草乌、三棱、蓬莪术、羌活、独活、五加皮、秦艽、茜草根、川牛膝、透骨草、凌霄花各 30g，大川芎、血竭各 10g，北细辛 15g。若足跟发热疼痛者，加生黄柏、生大黄、玄明粉各 15g；足跟发冷疼痛者，加马钱子、白芥子各 15g。加水 1000mL 煮后，先熏蒸疼痛部位，然后用毛巾蘸药液洗敷患处，待药液温度合适时，将病变处入药液中浸泡 20～30 分钟。每日睡前治疗 1 次，每剂药可用 4 次。

十二、软组织损伤

软组织损伤是一种由于急性损伤或慢性劳损等原因造成的常见外伤，主要症状是局部软组织疼痛、肿胀、畸形，并可能伴有关节功能活动障碍。大多是急性外伤，如碰撞、挤压、跌打、牵拉或扭曲所致，加上风寒湿邪侵袭、慢性劳损等，病情会有所加重。

中医认为软组织损伤属"伤筋"范畴，因外力导致筋脉、肌肉受损，气滞血瘀，致使经（筋）脉阻滞，不通则痛，或筋脉失养，不荣则痛，且在疼痛的刺激下，有关肌群产生保护性痉挛，影响了关节的正常活动功能。而疼痛又进一步使气血运行受阻，痛则不通，影响损伤组织的及时修复。

康复治疗的主要作用在于消肿、止痛、减少组织粘连，促进组织愈合、功能恢复等，运用针灸、推拿、贴敷、松筋疗法可以很好地达到康复效果。

1. 针灸　以受伤局部取穴为主，配合远端取穴。肿胀及瘀血明显者可用刺络放血法，属陈旧伤者可用灸法。

主穴：①踝部：阿是穴、申脉、丘墟、昆仑、照海、解溪；②膝部：阿是穴、内膝眼、犊鼻、膝阳关、梁丘、血海；③腰部：阿是穴、肾俞、腰阳关、委中、水沟、后溪；④腕部：阿是穴、阳溪、阳池、外关；⑤肘部：阿是穴、曲池、小海、天井、手三里。

根据损伤部位选取适合体位，毫针常规刺法。急性期用泻法，留针15～20分钟即可；恢复期用补法或平补平泻法，留针30分钟。每5～10分钟行针一次，每日1次，5次为1个疗程。

软组织损伤的病后康复，可用针灸促进局部气血流通，纠正患者全身的虚损状态。除了局部取穴和循经取穴外，适当配以扶正补虚的穴位。如肝肾亏虚者，加用肾俞、命门、关元、三阴交、太溪等；气血不足者，加脾俞、心俞、神门、足三里等。对于软组织损伤产生的后遗症状，如患处附近的肌肉僵硬或肌肉软弱无力等，多以局部取穴为主。用常规方法针刺上述穴位，平补平泻，并可配用灸法。

2. 推拿按摩　取患部对侧相对位置、阿是穴（患处）。用强力摩擦指压法，为了增强摩擦力，手必须剧烈使劲，在患部相对的位置（如左手损伤则指压右手，足部也一样），将手掌慢慢置于相对位置，慢慢搓0.5～1cm圆形。如此一边吐气一边进行30秒，休息30秒后，重复3次。然后在阿是穴进行揉压和振颤法，疼痛可缓解。在治疗前应明确诊断，排除骨折、关节损伤等器质性病变。表皮有创伤处，不宜局部治疗。

3. 贴敷　取生栀子仁 90g，白芷 30g，生天南星、生半夏、生川乌、生草乌、细辛、土鳖虫、乳香、没药、红花、当归尾各 9g。上药烘干后研为细末，用饴糖、酒或醋（开水亦可）调后置瓷钵中备用。将其摊在敷料或塑料薄膜上，外敷患处，并以胶布固定。每日换药 1 次，3 次为 1 个疗程。

4. 松筋　取骶尾关节、踝部、腋下等。患者取俯卧位，骨盆部垫以高枕。操作者两拇指在骶尾关节两侧自上而下施以点按法、揉捻法、捋顺法，从而获得拨筋开穴的效果。嘱患者仰卧，双下肢屈膝、屈髋。操作者一手扶其膝，一手以大鱼际放在其骶尾关节处，让助手拿住双踝，帮助患者将双下肢伸直，同时术者在下之手向上做托按法。

5. 耳穴　耳针疗法可按损伤的部位不同，分别取相应的耳穴。同时可配合神门、交感、皮质下等穴，以加强止痛、消肿和促进愈合的作用。每日 1 次，每次选 2 ～ 4 穴。

6. 饮食调理　应给予高蛋白质、高维生素饮食，多吃蔬菜、水果，如芹菜、茄子、番茄等，以调理气机。保持大便通畅，因为便秘易使腹压增加，可诱发或加重腰部疼痛。不宜吸烟和饮酒、咖啡及浓茶，此类物质多味辛气烈，耗气伤津，会加重气滞血瘀。禽、畜、肉类属肥甘厚味，易生痰浊，阻塞气机，加重血瘀，也不宜多食。

参考文献

［1］何清湖，周兴．论中医"治未病"的源流［J］．中国中医药现代远程教育，2009，7（12）：7-9.

［2］李兰珍，朱向东，王燕．中医治未病思想源流考析［J］．中医研究，2008（7）：57-59.

［3］吴梦玮．中医临床适宜技术在治未病中心的应用［J］．中国医药科学，2020，10（15）：65-70，81.

［4］郭月圆，尹海燕．针灸治未病研究现状与展望［J］．中华中医药杂志，2021，36（11）：6592-6594.

［5］方园，范丽红，黄河，等．艾灸与针刺疗法的差异分析［J］．湖南中医药大学学报，2020，40（9）：1070-1076.

［6］杨舟，冯国香，张国山，等．中医"治未病"思想指导下艾灸应用的现状和意义［J］．吉林中医药，2013，33（8）：841-843.

［7］富斌，袁尚华，于化君，等．中医刺络放血疗法在治未病领域的应用［J］．中华中医药杂志，2020，35（9）：4533-4535.

［8］王晓宇，吴育真，海兴华，等．基于现代文献探讨推拿疗法在"治未病"中的临床应用［J］．按摩与康复医学，2021，12（5）：42-45.

［9］农艳．保健推拿在中医治未病中的应用［J］．名医，2020（13）：167-168.

［10］张瑜，周大勇．中医膏方治未病的研究进展［J］．保健医学研究与实践，2017，14（4）：108-112.

［11］茹立良，井广芝，于福华，等．膏方治未病的临床应用实践［J］．湖北中医杂志，2017，39（2）：59-60.

［12］谭娥玉，马少锋．浅谈膏方"治未病"理论基础及应用［J］．亚太传统医药，2017，13（2）：82-84.

［13］韩文文．四时养生与穴位保健［J］．开卷有益 - 求医问药，2022（3）：61-62.

［14］谢双峥．古代四时养生思想的历史发展及文献研究［D］．江西中医药大学，2020.

［15］王东．四时饮食保健［J］．东方食疗与保健，2005（6）：64-65.

［16］赖月红.四季调养中医治未病实践指南的制定研究［D］.广州中医药大学，2017.

［17］朱杰.阳虚体质养生方案研究［D］.南京中医药大学，2011.

［18］朱穗恒.针灸干预中医偏颇体质的网状Meta分析及优化方案制定［D］.广州中医药大学，2020.

［19］李琴.气虚体质的养生方法整理研究［D］.江西中医药大学，2021.

［20］张桂菊，赵红梅，喻李明.小儿感冒的中医外治法研究进展［J］.河南中医，2016，36（2）：360-361.

［21］罗少波.刮痧预防小儿感冒［J］.家庭中医药，2008（11）：32-33.

［22］丁晓芳，贲国平.小儿推拿联合中药药浴在外感发热患儿护理中的应用效果［J］.中西医结合护理（中英文），2021，7（8）：57-60.

［23］许燕珠.中药浴足辅助治疗儿童发热的疗效观察［J］.内蒙古中医药，2019，38（11）：133-134.

［24］边雷，付士芳，李荣融，等.基于中医传承辅助平台研究儿童腹泻的推拿选穴规律［J］.天津中医药，2020，37（7）：784-787.

［25］王馨敏.针灸配合推拿治疗小儿腹泻临床疗效观察［J］.四川中医，2022，40（5）：189-192.

［26］吴改萍，郝晓凤，谢立科，黄少兰.中医适宜技术防控儿童青少年近视研究现状［J］.世界中西医结合杂志，2022，17（3）：632-636.

［27］杨明.中医按摩治疗青少年单纯性近视［J］.中国民间疗法，2015，23（6）：19-21.

［28］唐敏，岳丽菁，王霜玲，等.中药熏蒸联合艾灸治疗近视的临床研究［J］.中国中医眼科杂志，2013，23（3）：207-209.

［29］吴丹巍，郑军，竺月妹，邹黎敏.中药熏蒸联合穴位按摩治疗青少年近视的临床观察［J］.上海中医药杂志，2006（7）：58-59.

［30］查天悦.耳穴压丸防控儿童青少年近视［J］.江苏卫生保健，2022（10）：54-55.

［31］张若诗.中医老年养生理论研究［D］.中国中医科学院，2022.

［32］王文锐.方水林应用膏方治疗老年病经验［J］.浙江中医杂志，2016，51（11）：805.

［33］张明敏.青春期月经不调的中医治疗［C］.2015全国中西医结合月经病专题学术会议论文及摘要集.［出版者不详］，2015：33-35.

［34］刘云仙.中医针灸治疗月经不调的临床应用［J］.中医临床研究，2020，12（29）：109-111.

［35］曾朝阳，周国平.中药及针灸在青春期功血调整月经周期方面的应用［J］.
中国医药科学，2014，4（10）：103-105.

［36］吴北燕，陈文，李庭松.针灸补肾扶脾治疗青春期月经病［J］.四川中医，
2005（1）：94.

［37］吴雪玲.中药穴位贴敷联合艾箱灸治疗青春期女性月经不调的临床效果［J］.
中外医学研究，2021，19（6）：100-102.

［38］张荣欣，陈叶，李吉帅，等.产后中医调摄的研究进展［J］.大众科技，
2022，24（10）：125-129.

［39］李文杰，郭新荣，蒋啸，等.针灸治疗产后缺乳症临床选穴规律探析［J］.
中国针灸，2020，40（8）：897-901.

［40］张俊，伍芸华，钟以文.中医腹部手法按摩配合穴位按摩对产后尿潴留的影
响［J］.临床医药实践，2022，31（1）：58-60.

［41］余红萍.产后宫缩痛中医护理的临床效果观察［J］.江西中医药，2021，52（7）：
44-45.

［42］杨文辉，周志梅，熊爱华.中医特色护理对产妇的影响［J］.齐鲁护理杂志，
2017，23（14）：75-76.